JN109502

女性たちで子を産み育てるということ

精子提供による家族づくり

牟田和恵 Kazue MUTA
岡野八代 Yayo OKANO
丸山里美 Satomi MARUYAMA

白澤社

序

同性カップルが子を産み育てるということ

本書は、私たち著者三人が行なった調査研究に基づくものです。

いわゆる性的マイノリティである、ゲイ・レズビアンの人々は、同性同士の結びつきであるがゆえに子どもをもてないとされてきました。しかもそれ以前に、キリスト教保守主義の強い米国などでは、その性指向のゆえに生まれついた自分の家族から否定され排除されることもしばしばあり、「家族とは無縁」「家族とは縁の薄い」人々だと長くみなされてきました。しかし欧米でのフィールドワークに基づいた調査によると、ゲイ・レズビアンの人々は実際のところ、連れ子・養子・実子をもち、排他的で役割固定的な対（つい）（カップル）の関係に閉じずコミュニティに開かれた、豊かで多様な「家族」関係を紡いでいることが明らかにされてきましたし、そうした経験から、配偶者をこえた広がりのある関係性が模索されてきました［Weston 1992, J.Weeks 1990, D'Emilio 1998］。

しかし日本では、性的マイノリティについての理解はまだまだで、権利保障の法的な制度もまったく不備であり、ゲイやレズビアンの人々が子をもつことはいまだに容易なことではありません。実子をもうけることだけでなく、養子や里子をとることについても適格性に欠けるとして、その意志があったとしても否定されてきました（近年、やっと一部の自治体で認められるようになってきました）。

そのおかげで、精子提供による女性カップルの出産・子育てについては、欧米での事例に基づく研究や報告はそれなりにあるものの、日本では、学術研究としても一般書としても、まだあまり蓄積がありません。[1] 子連れのレズビアンカップルの家族形成、つまり過去に男性と結婚して子どもをもうけた女性が夫と別離した後、子どもを連れて女性のパートナーと（場合によっては双方の女性が）家族となりともに子育てするケースについては、生き生きとした実践記［小野春 2020 ほか］が出ていますが、精子提供による妊娠、子育てについては、アメリカのゲイビー（ゲイ・レズビアンカップルのベイビーをこう呼びます）についての朝日新聞記者杉山麻里子氏のルポ（『ルポ　同性カップルの子どもたち――アメリカ「ゲイビーブーム」を追う』岩波書店、二〇一六）や、スウェーデンで代理母懐胎により子を得たゲイカップルのみっつんさんによる手記『ふたりぱぱ――ゲイカップル、代理母（サロガシー）出産の旅に出る』（現代書館、二〇一九）があるくらいです。また、精子提供で生まれた子が抱える出自や権利問題等についての著作研究はありますが、それはＡＩＤ（夫婦が不妊治療として受ける、非配偶者間人工授精）によるケースについてがほとんどです［非配偶者間人工授精で生まれた人の自助グループ（DOG: DI Offspring Group）・長沖 2014、長沖 2012、歌代 2012 ほか］。

つまり、日本では、女性カップルが精子ドナーを得て妊娠出産を経て家族を形成しているケースについては研究や報告はまだまだ少ないのです。その最大の理由は、日本では婚姻夫婦以外の生殖補助医療が認められておらず機会が非常に限られるため、そうしたケースがほとんど知られていないことにあるでしょう。しかも、社会的にネガティブな受け止め方をされることの恐れからそうしたカップル・家族は、多くの場合、情報開示に消極的・慎重な傾向があります。[2]しかし実際には、現実にドナーを得て出産し家族形成に至っているケースはあり、かわいい子どもを得てそれぞれに幸せな生活を送り、また同時に特有の困難やジレンマに遭ってもいます。

本研究ではそこに着目して、当事者への聞き取り調査を海外・国内で行ない、海外での研究や法制度の展開についても調査と考察を深めてきました。その過程で、当初研究課題としていた「精子提供での出生についての開示ジレンマ」に加え、さらに広く、女性カップルが精子提供によって子を得て家族形成をすることで出会う困難、そしてその解決方法等を理解するに至り、また他方、そうした家族が、「普通」の異性カップル家族のはらむ問題を逆照射する面が多大にあること、さらに日本社会でいま家族や人々が抱える閉塞感に風穴をあける可能性に開かれていることにも考えが及ぶに至りました。

本書は、一般書籍としてわかりやすく、精子ドナーを得て出産子育てをする「技法」と経験を広く共有することで、今後、男女対の夫婦・父母子という枠組みにとらわれず、夫や男性パートナー無しで子どもを産み育てたい女性カップル・シングル女性を励まし子どもをもち育てやすくすること、そしてそうした家族についての社会的理解を深めることに貢献したいと考えています。そもそも、本書

第3章で詳述するように、精子提供により子どもを育てている女性たちは、「レズビアン」や「レズビアンカップル」だけではありません。女性二人がともに「母親」として子どもを育てているとしても、レズビアンという性的指向が無ければできない、などというわけではなく、深い友情と信頼関係で結ばれた生活のパートナー同士である女性たちもいます。おそらく女性のなかには、将来的に子どもはほしいが結婚はしたくない、と思っている人も少なくないでしょう。シェアハウスで女性の仲間たちと暮らしている人もいるでしょう。性的に惹かれたりドキドキする相手や恋人は男性である異性愛女性でも、同居し生活を共にする相手は女性のほうがいい、そんな選択肢も十分あり得ます。言い換えれば、「レズビアン」ではなくとも、夫や特定の男性パートナーがいなくても女性は子どもを持ち家族をつくれる――そういう選択肢があることを本書で知っていただけるはずです。

本書の構成は以下の通りです。第1章・第2章ではそれぞれ、日本と海外での女性カップルが精子提供によって子をもうけ家族をつくっている経験について、インタビューでの知見をもとに、いろいろな側面から記していきます。第3章はその知見を踏まえて、女性だけでつくる家族が示している、多様な家族に向けての可能性を考えていきます。そして第4章は、さらにそれを、ジェンダー平等の概念を人類学的知見を通じて見直し、ケアの倫理の観点から深めて、性的指向や性別にかかわらず、現代において誰もが尊厳をもって豊かな人間関係を紡ぎながら生きていく社会に向けた考察を試みます。そして終章では、日本で女性カップルと子どもたちが市民として不利な取り扱いを受けることなく、市民的権利が保障されるための提言を行ない、それはこの社会に生きるすべての人とともに実践していくべき課題であることを述べます。

なお、本研究は著者三人の共同研究の成果です。インタビューは日本・海外とも、著者三人もしくは二人によって行ない、その記録・整理はすべて、三人で協力しつつ行ないました。とくにヨーロッパ部分は、ちょうど在外研究中であった丸山（イギリス）、岡野（フランス）が準備の大半を行ないました。本書の原稿は、そのインタビュー記録に基づき牟田が原案を作成し岡野・丸山が補充加筆する形をとりましたが、第4章のみ、第1節は牟田が、第2節は岡野が個別に執筆しています。

本研究の調査にあたっては、研究代表者である牟田が所属する大阪大学大学院人間科学研究科社会系研究の倫理審査をパスし、プライバシーを最優先する約束で対象者には調査にご協力いただきました。そのうえで、こうして研究のまとめを公刊するにあたって、私たちは学術論文・学術書ではなく、一般書としての出版の形式をとることにしました。その理由は、何よりもプライバシー保護を確実にするためです。学術研究のスタイルをとるとしてももちろん、匿名化しプロフィールを曖昧にしてプライバシーの保護を図ることはできますが、ケースの「実在性」を確保することは必須となります。本書は、そこにとどまらず、とくに日本の調査協力者については、対象者の特徴をあえて違うものにしたりケースを取り混ぜて叙述するなどして、個別ケースを全く特定できない、しない、いわば「物語」として語る手法を用いました。

念のため付言しておきますが、調査に協力してくださった皆さんの中には、自分たちの事情を周囲に公表し、また、こうした家族形成に社会的理解が深まることを願って活動している方もいます。そのような方々は、ですからむしろ学術的な方法での公刊を望んでいるかもしれないのですが、しかし守られるべきなのは、母親である女性たちのプライバシーはもちろんのこと、子どもたち自身のプライバシーでもあります。本調査で対象とした子どもはいずれも日本のケースでは小学生以下で、子ども自身から調査の許可を得ることはできません。いくらプライバシー保護に留意するとはいえ、ある程度成長して、自分がこうした調査の対象になったことについて違和感をもつこともあり得るでしょう。そのために、研究成果の正確さや知見の再現性に難のあることになるとしても、どの子も、自身のことであると特定することは不可能であるような書き方にする必要があると考えました。読者の皆さんにはこの点をご理解いただけますよう、筆者一同、心より願っています。

〈注〉

（1）精子提供によるレズビアンマザーの出産子育てについての海外の研究を詳細に検討紹介した日本語論文として、有田 2007a, 2007b 他がある。また、有田は日本のレズビアンマザーのつくる家族についても言及している（有田 2007c, 178-190）。

（2）そのなかで、近年、ＬＧＢＴＱ当事者が子どもを持ち家族をつくることをサポートする団体もできて活動を行なっていることは大きな前進だと思われる。一般社団法人こどまっぷ　https://kodomap.org/

女性たちで子を産み育てるということ——精子提供による家族づくり

目次

女性たちで子を産み育てるということ——精子提供による家族づくり＊目次

第1章 それぞれの家族たち——日本での調査から

この子たちは、もっとも望まれて生まれてきた幸せな子どもたち——本調査では子どもをまじえてカップルの二人ともに話を聞くことが多かったのですが、そんな思いを何度となく抱きました。もちろん、どんな子どももほとんどの場合、親や家族に心から望まれ、深い愛を受けて生まれてきます。産まれたばかりの赤ちゃんに注がれる親の慈愛に満ちたまなざしは、「ありふれている」といっていいくらいです。

でも、女性カップルに生まれてくる子どもたちは、「自然な」営みの結果として生まれてくることはあり得ず、本書で詳述するような、さまざまな苦労、ハードルを乗り越えて授精、受胎に至ります。じっさい、その途中であきらめてしまう女性たちも少なくありません。出産に至った女性たちは、そのなかでも、ほんとうに「頑張って」、ただただ子どもに会いたいという気持ちを貫いた人たちです。

何年ものあいだ心身ともに疲弊しながら不妊治療を受けて子どもを産む女性も珍しくないですし、

授精受胎までの苦労という意味では彼女たちだけが特別というわけではありません。でも、同性婚が認められておらず女性カップルで子どもをもつということが、タブーという以前に想定外の「とっぴ」なことのように受け取られがちな日本で、女性だけで子をもとうと考えそれを実行するのは、何重の意味でもハードルがあります。そのなかで、ようやく生まれてきてくれた赤ちゃん、そして偏見や差別が予想されるなかで、明るく健やかにそして強く生きていってほしいと願いつつ深い深い愛情を注ぐ子育て……。「もっとも望まれて生れてきた幸せな子ども」と感じる理由は、それに加え、ふたりの母親が、チームワークよく息を合わせて、子どもの世話をしていることから受ける印象です。父母と子どもの家族を見ていると、たいていの場合、あれこれと子の世話を焼くのは母親で、父親は知らん顔ではないまでもちょっと離れて母子を見ている、という構図がよくありますが、母親二人の家族ではそうではありません。二人ともが子を気遣い協力し合ってかいがいしく世話をしているようすからは、子どもへの深く篤い愛情が溢れんばかりに感じられます。

このように、調査で出会った家族を見ていると、「もっとも望まれて生まれてきた、そしてもっとも深い愛情を注がれている幸せな子ども」だと、こちらも幸せな気分になるのでした。

本章では、関東以西に住むおよそ一〇家族のケースを通じて、現在の日本で精子提供によって女性たちが子どもを産み育てることのリアリティを描いていきます。インタビューを行なったのは、二〇一八年三月から二〇二〇年二月にわたります。インタビューの時点で、母親たちは三〇代から五〇代、子どもは〇～五歳で、いずれも子どもはひとりでした（なお、なかには以前の結婚によって子どもを産み育てた経験がある方もいます）。母親たちの職業は、高校教員、整体師、食堂パート、介護士、エンジニア、大学教員等々さまざまで、学歴も専門学校～大学院と多様です。

表記について

区別の必要がある場合には、妊娠出産した母親を biological mother（生物学的・遺伝的母）/birth mother（産みの母）を略してｂｍ、そうでないほうを、ｎｂｍ（非ｂｍ）と記します。

ただし、本調査の台湾のケースでみるように、パートナーの一方が卵子を提供して体外受精し受精卵をもう一人のパートナーに着床させて妊娠出産に至る、というケースもあり、この場合は、biological mother と birth mother が分離している、言い換えればどちらともがｂｍとなります。詳しくは当該ケースを論じる第２章で述べます。

１　子どもをもつ決意まで

冒頭に記したとおり、「どうしても子どもがほしい」という気持ちから、妊娠出産に至った女性たちですが、実際に妊娠出産するのは一方だけ。どうやって彼女たちはどちらが産むかを決めたのでしょうか。そこでトラブルは生じなかったのでしょうか。

一つのパターンとしては、ｂｍとなった女性の方が、ずっと以前から自分の人生のなかで子どもがほしいと思っていた、母親になりたいと思っていた、というケースです。自身では記憶はないけれど、親によると、少女の時から自分は男の人はいらないが子どもはほしいと言っていたらしく、「その通りになったね」と言われた、というケースも。また、現在のパートナーと付き合うまでは付き合う相手は男性で、結婚したら子どもをもつのは当然と思っていた、という女性もあります。

そうした気持ちをもっていた彼女たちは、自分の年齢やライフコース上のタイミングから、妊娠出産を具体的に考え始めます。

そして他方の女性は、自分では子どもをもちたいと思っていたわけではなく、また自分が産む気持ちもないが、子どもをもちたいというパートナーの考えに賛同し、積極的にサポートしていきます[1]。

こうしていわば「妊活」が始まるわけですが、おそらく女性たちだけでの妊娠子育てについてほとんど知らない人は、少し意外に思うのではないでしょうか。いくら子どもをずっとほしいと思っていても、結婚もしておらず、相手の男性もいないのに、なぜそんなことができると思うのか、と。シングルで子どもをほしいと思っていても、結局断念した、という女性たちは山ほどいます。

そこには、「レズビアン」女性たちのカルチャーと情報ネットワークが大きく働いているように思います。海外も含めて、精子を得て女性だけで子どもをもつことはすでに多くの実例があることを知っており、直接の友人にはいなくとも「友人の友人」くらいのレベルなら、実際にそうして子どもをもっている女性はいる。そして、自分は一人ではなく、妊娠出産と子育てをともに担おうとする信頼できるパートナーがそばにいて、「妊活」をサポートしてくれるし、周囲の仲間たちも励ましてくれる。

これは、シングルで子どもをもとうとする女性にはなかなか得難い環境でしょう。ただし、後で詳しく述べるように、ここで決め手なのは、「レズビアン」であるという性的指向ではなく、信頼しあい生活をともにするコンパニオンシップ、すなわち、ともに子育てをしていこうという意欲のほうのように思えます。

いわゆる「普通」の異性カップルの場合、子どもを産んだら夫や相手の男性は本当にともに子育てに関わってくれるのか、責任ある父親になるつもりはあるのかを、妊娠や出産の前にしっかりと確認するのはむしろ少数派でしょうから、「女性だけで産み育てる」選択は、むしろ、「女性にやさしい」ように思えます。

実は、カップルの二人には、子どもをもつことについて温度差が大きくある場合もあり、パートナーの妊娠出産に賛成はしていたものの、「他人事」のような気持だった、というケースもあるのですが、それでも、妊娠期間中のサポートは何もしなかった、おむつを替える・お守りする、といった育児をスルーした、というケースは（少なくとも本調査では）ありませんので、男性との出産子育てよりも、圧倒的に力になるのは間違いないようです。

2　精子を得る

子どもをもちたい女性カップルにとって最難関のハードルとして代表的なものは、「精子を得る」ことです。精子なしでは妊娠することができないのは言うまでもありません。

でも、実のところ、異性カップルは、夫が無精子症である、精子が十分に機能していない、など夫の精子が得られない事情があっても、ＡＩＤ（Artificial Insemination by a Donor 非配偶者人工授精）という不妊治療によって子を得ています。夫が授精不可能な場合、不妊治療を行なう病院やクリニックで、医療者から第三者の精液によって精子を提供してもらえるのです。これはとくに高度な生殖技術を必要とする治療でもなくて、日本では戦後まもなくの昭和二〇年代から実施されており、(2)国内で一万人以上の子どもがこの手法で誕生していると言われています。日本でのＡＩＤでは、当該診療科の医学部学生が精子を提供していたことが多いとされていますが、(3)いずれもあくまで匿名の提供でした。

平たく言ってみれば、精液を放出するくらいのことは、ある年齢以上の男性ならば日常的に、何の痛みもなくやっていることですから、これまでのＡＩＤでの精子提供は、そこに教授からの圧力があったなどの問題をはらんでいた可能性もありますが、精子を得ることはそれほどの難関ではなかったはずです。

しかし、この治療が受けられるのは「婚姻関係にある夫婦間のみ」です（日本産科婦人科学会のガイドラインによる）。シングルの女性、女性がパートナーである女性は、日本ではこの医療による「恩恵」は受けられません。

なお、子どもの出自を知る権利が認識されるようになったことで匿名の精子提供が困難になったことから、日本ではＡＩＤは下火になっていますが、海外ではシングル女性や女性パートナーのいる女性たちも、精子バンクからの精子提供によって妊娠可能になっている国や地域もあります。異性パートナーがいるかいないかによって女性が受けられる医療に差が出るのは、リプロダクティブ・ヘルスライツ（性と生殖に関する健康と権利）という観点から明らかに差別だからです。この点は後述します。ともかく日本の現状では、子どもをもちたいと欲する女性たちは、「自力」で精子を得るというハードルを越える必要があります。

私たちの調査対象の女性たちは、海外では、ｂｍでないほうの兄からという例外もありますが、ほぼすべて、精子バンクを利用しています。ヨーロッパの中でもフランスやイタリアではカトリックの宗教上の制限から商業的精子バンクは無いのですが、デンマークにドナー数で世界最大の精子バンクであるクリオス Cryos 社があり、国による医学上のコントロールもなされていますし、提携のクリニックもありますから、ヨーロッパ圏内なら鉄道や飛行機ですぐということもあり、国境には関係なく精子バンクが利用されています（海外の事例については、第2章で詳述します）。

しかし日本では、ドナーや精子の質のコントロールが可能な、認可された精子バンクの営業は認められていません。前述のクリオス社は日本語のｗｅｂサイトも展開しており[4]、オンラインで注文できるのですが、「不妊治療クリニックまたは認定を受けた医療従事者に直接配送」するというシステムです。ですので、クリニックの不妊治療の対象が婚姻している夫婦（事実婚含む）[5]に限定されている日本では、この方法は、女性だけで子どもをもうけたいと思っている人々には公式には利用できません。

実際、私たちが話を聞いた中には、海外の精子バンク利用を検討し日本で医療機関に受け入れてもらおうといくつも病院に電話したり、ＬＧＢＴをサポートしている助産師さんに依頼したりしたものの、

どこも断られ海外精子バンクの利用は断念した、という方もいました。(6)

そこで日本では女性カップルたちは、なんとか「自力」調達を行ないます。

よくとられている方法は、まず、ゲイの友人からの提供。レズビアンの女性たちはもともとゲイの男性たちと以前から交流があることが少なくなく(「業界の友だち」という表現を使っている女性もいました)、具体的に子どもをもとうとする以前から、「いずれ精子をちょうだい」と話していた、という人もいます。ゲイ男性の方も、「将来結婚して自分の子どもをもつ」という可能性は低いと認識していて、将来の妻とのトラブルの心配もありません。さらに、「でも自分の遺伝子を残したい」という気持ちがあったり、「一緒に暮らさないとしても子どもはほしい」と思っているゲイ男性もいます。

また、ゲイでない男性でも、ＬＧＢＴサークルでの交流があるなどで知り合って、ドナーとなってくれる例もあります(第3章で詳述)。

そうした周囲の友人たちから、ドナーを得るわけです。ドナーは、健康状態や年齢、教育程度などとともに、精子提供して終わりではなく長く付き合える人をと考慮した、という女性たちもいますし、「父親としてかかわってくれる人を」と考えた、という場合も。日ごろから精子提供してやるよ、と言っていた友人だったが、実際に依頼してみるとやはりだめと言われた、というケースもあります。それに、精子提供してもらうには、信頼している友人であれ、性病検査をしてもらって問題がないことを確認する必要がありますが、そのことをお願いすると、提供の気持ちはあったがそこまでするのは……と結局、断られる場合もあります。でも、こうした検査のプロセスは外せないところです。

さらに、インターネットで探す、という方法もあります。日本でも、「日本精子バンク機構」という非営利団体が、インターネット上で、精子提供者を募り、妊娠希望の女性とのマッチングを行なっています。この団体は、日本では医療機関での精子提供による妊娠（ＡＩＤ）が既婚カップルに限定されていること、国外で精子バンクを利用するのは極めて高額になることから、「子供を望む方々が自らドナーを確認し選択できること、経済的負担を強いられず無償で利用できることを目的として設立」とあります（同ＨＰより[7]）。ドナーには、肝炎や性病の既往歴がないこと、遺伝子異常が無いこと、大学卒以上の学歴証明書の提出等を求めています。ドナー候補が決まったところで、依頼者とドナー候補が面談して、提供に至るというシステムを取っているようです。

こうしてシステム化されているのは希望者にとっては大変ありがたいことですが、海外の精子バンクとは違ってこうした精子提供自体に何の規制も保証もない日本では、本当に信頼できるのだろうか……という思いを抱く人もあるかもしれません。

また、個人としてインターネット上で精子提供の活動をしている人もいます。たまたま最近、インターネット上での精子提供情報について報道が続きました（二〇二〇年一〇月六日『デジタル朝日』「精子のネット提供、大丈夫？　「京大卒」実は別大学の留学生[8]」、一〇月二六日『NewsPostSeven』「増えるネット上の〝精子提供〟、危険性も希望者の切実な思い　提供続ける男性「〝世の中的に恥ずかしいこと〟ではない[9]」」。）

後者の記事では、提供している男性が匿名ではありますが、インターネットTVに出演し、これまで精子提供で五〇人の子どもの出生に協力したと話しています。こうしたインターネット上でのやり取りは、認可制ではありませんのでドナーや精子の質の保証はないのですが、記事によるとそれなりに活発に動いているようです[10]。

私たちの調査対象者の中にも、そうしたサイトを利用した方がいました。その方たちは、知り合いや縁者から精子提供者を得るというのは、産んだ後で不必要に子どもに関係しようとされるのではないかと懸念し、それよりインターネット上で探した方が良い、と考えたそうです。彼女たちの場合、インターネット上の精子提供情報を探して、三〜四団体・個人にアクセスしたそうですが、最終的に選んだ提供者は、数回会って、感じや人柄を確認しました。

3　授精と妊娠

セルフヘルプ

ドナーが決まれば、いよいよ排卵日のタイミングに合わせて「授精／受精」する段階です。一般的な妊娠では、男女のセックス（膣内性交）で男性が射精した精子が女性の膣から子宮内に到達、子宮に着床して妊娠、となるわけですが、精子ドナーによる妊娠では、精子を取り出して女性の膣内に挿入する必要があります。

多くの女性カップルは、まずは大変シンプルな方法で、これにチャレンジします。

まず女性は基礎体温計や排卵検査薬を用いて排卵のタイミングをつかみ、そのタイミングに合わせて精液を得る、それをスポイドやシリンジ（写真参照）など、市販されておりインターネットでも入手できる簡単な道具で吸いこんで女性の膣にピュッと注入、という手順です。精液を入れるのにはプラスチック容器を避け、煮沸消毒できる市販のプリンが入っていたガラスのカップを使った、という話を複数聞きました。なるべく膣の奥に到達するよう、逆立ちした、という人もいました。

ここで、男性から精液を受け取り、注入するのに活躍するのがｎｂｍである側の女性。ドナー男性が女性たちの家に来てくれるというパターンもありますが（受精・着床するにはなるべくリラックスできる環境のほうがよいだろうからと新幹線で来てくれたというケースもあります）、男性宅に取りに行くのがより一般的。排卵のタイミングに合わせるために男性の職場まで取りに行かせてもらったというケースもあります。そういう場合、ｎｂｍが受け取って電車で容器を大切に抱えて人肌に温度を保ちつつｂｍが待つ家にまっしぐら。妊娠する女性一人でこのプロセス全部をやれないわけではないですが、二人の共同作業、という利点は大きいです。

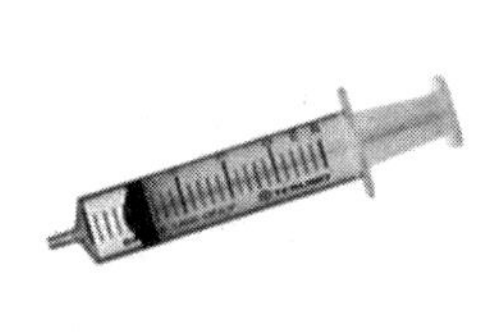

シリンジの一例

実にシンプルな方法ではありますが、これでも立派な人工授精。クリニックで行なわれる不妊治療でも人工授精はまずは用いられる手法ですが、妊娠確定後、産科で話すと「そんなやり方で妊娠できるんですか?!」とびっくりされた、という方もいます。

シンプルとはいえ、それでも、排卵のタイミングに合わせてドナーから精液を得る、というのはそれほど簡単な話ではありません。基礎体温で排卵のタイミングをつかもうとしても基礎体温が安定している女性ばかりではないので、排卵日はだいたいこのあたりかな、という程度でしかわかりません。排卵検査薬を使うにも、排卵日がわかるのはだいたい一日前なので直前まで予定が決まりませんから、ドナーとの調整が大変です。

クリニックで治療を受ける場合には、精子を冷凍しておいて、排卵に合わせて使う、という手法もなされていますが、セルフヘルプ方式ではそれは無理。プリンカップで家庭の冷凍冷蔵庫で冷凍保存、というわけにはいきません。ドナーが遠方にいる場合や、近くても仕事で身動きが取れない、女性の側ももちろん、仕事やその他のスケジュールで排卵のベストタイミングの時に時間が取れない、などの多くの事情が絡んできます。今月がダメなら来月、というようにスムースに進むわけではなく、次のチャレンジまで何か月も待たなければならずジリジリした思いにとらわれることも多々あります。ですから、妊娠に至った女性たちにとって、ドナーの協力的姿勢が重要だったようです。福岡―東京、東京―大阪など、遠方から、しかも自費で来てくれたというドナーもいます。

私たちが話を聞いた女性カップルの中では、この方法で一度目で妊娠に至った方もいましたが、数度繰り返して成功、という人もいます。私たちの調査は限定的なものではありますが、妊娠までにかかった回数、期間の違いはあれ、このセルフヘルプ方式での妊娠成功が多くありました。

クリニックで

セルプヘルプ手法ではなかなか妊娠できない場合も残念ながらあります。数回チャレンジして妊娠できないと、本当にこんな方法で妊娠できるのか、という思いにもかられますし、ｂｍとドナーのタイミングを合わせる、というのは現実的にかなり厳しくもあります。そうしているうちに時が経ち、年齢的な焦りも加わります。

そこで女性たちは、より確実に、とクリニックの受診を考えます。

あら？　でも、クリニックでは結婚している夫婦しか診てくれないのでは？　と思いますよね。でも、この段階で女性たちはすでに精子ドナーは確保していて、その男性が協力してくれれば、「妊娠すれば結婚するつもり」「事実婚である」ということで、その男性にクリニックに行って受診してもらうことができます。「２　精子を得る」の注５（五五頁）に記したように、二〇〇六年に日本産科婦人科学会が、戸籍謄本等による本人確認を求める項目をガイドラインから削除し、事実婚のカップルの生殖補助医療の途が開けたので、精子ドナーの男性が十分納得してくれていれば、「夫」として人工授精や体外受精のサインをしてもらうことで、クリニックでの治療は不可能では**ない**なかったのです[11]。

クリニックでもまずやることはセルフヘルプ方式と同じなのですが、クリニックで持ち込みの精液で人工授精してもらったらすぐ妊娠した、という女性もいます。

ですが、クリニックでの受診が可能になると、妊娠可能性を増すため、精液を膣内に注入するだけの人工授精ではなく、いわゆる体外受精（ＩＶＦ：In Vitro Fertilization）に踏み切ることになるケースも出てきます。つまり女性の卵子を体外に取り出して精液と掛け合わせて授精し（精子を冷凍保存しての人工授精に進む場合もあります）、受精卵を女性の子宮に着床させる方法を取るわけです。女性の身体への負担も大きいし、おカネもかかりますが（厚労省の二〇一七年調査によると、平均して、体外受精一回で三八万円かかります）[12]、確実性は増しますし、冷凍保存の手法を取ればタイミングに合わせてドナーに何度も足を運んでもらう必要もなくなりますので、メリットは大です。実際、現在の日本では、生まれてくる子どもの一六人に一人は体外受精によるというデータもあり（『朝日新聞』二〇二〇年一〇月一日）[13]、特別の治療、というわけではないのです。不妊治療を行なって子をもうけようとする夫婦には、何百万円の費用をかけて何年も治療を続ける方々もいますが、本書第2章で紹介する海外のケースでもやはり、何年も外国のクリニックに通い続けた女性たちがいました。日本のケースでは、セルフヘルプ方式でトライしていたがなかなか妊娠に至らず、本当にこの方式でいいのか悩んでクリニックで検査を受けてみたら、女性の身体にも精子にも何も問題がないことがわかり、安心してセルフヘルプを再開したらすぐに妊娠した、というエピソードを語ってくれた女性カップルもありました。

子どもを望む女性たちがクリニックで医療サポートを受けるのは、リプロダクティブ・ヘルスライツのはず。異性パートナーがいるかいないか、結婚しているかどうかにかかわらず、クリニックへのアクセスがもっと身近なものであってほしいものです。

4　出産まで

妊娠判定薬で陽性とわかり大喜びし産科で診察を受けて確かめる、母子健康手帳の交付、つわりの大変さ、体調の変化や心配、生まれてくる赤ちゃんの性別の判明、おくるみやベビー服の準備と、どんな妊娠にもつきものの一喜一憂を経ながら妊娠は進んでいきます。一般の妊娠と変わるところがとくにあるわけではないのですが、もっとも身近に女性パートナーがいてくれる、というのは心強いもののようです。私たちが話を聞いたｂｍはみな初産で（その後第二子を同様に出産した方もいます）、比較対象もないわけですが、ｎｂｍはみな、妊娠チャレンジの時から妊娠期間中も、とても頑張ってサポートしていました。そこには、パートナーであるｂｍが妊娠によって心身ともに非常に苦労しているのをそばで見ていて「自分には何もできない」ことを心苦しく思う気持ちが共通してあり、日ごろの食事つくりや家事を、いつも以上に担います。ｂｍがつわりで大変なときにｎｂｍが深酒をして遅く帰ってきてケンカになる、なんてこともカップルによってはありますが、そういうことも含めてもなお、概して、女性カップルでの妊娠出産が男女カップルよりも、産む女性にやさしい、と思わされるところです。

ですがもちろん、女性カップル、とくにｎｂｍは妊娠に伴う身体的苦労は無いとはいえ、男女カップルにはない苦労や葛藤を妊娠から出産までに経験します。妻の妊娠期間中に保健所等で行なわれる「プレパパ」対象の催しへの参加、産科受診の付き添い、そして出産の立ち合い……。「パパ」であれば晴れがましく褒められながら参加するそれらのできごとに、同じくパートナーであるのに女性であるがゆえに、自分はどういう立場でいけばいいのか、どういうふうに受け止められるか、さらには病院や保健所は果たして参加を認めてくれるか、いちいちの悩みはつきません。

私たちの調査対象者の経験では、どのｎｂｍも、そうした機会には積極的に参加をしています。赤ちゃん人形を使って沐浴させる練習をするイベントなど、周りは男性ばかりのところで、「え？パパは？」と尋ねられ、「私がパートナーです」と堂々と言ったｎｂｍもいれば、毎回の産科受診に特段説明することなく付き添ったｎｂｍもいます。出産も、夫（父親）以外の立ち合いもＯＫという産科を選び、分娩室に入って分娩にずっと立ち合い、臍の緒を切ってまっさきに赤ちゃんを抱き上げたという場合も。妊娠期間中の産科診察にパートナーとして立ち会って偏見に満ちた対応をされたので産科を変えた、というケースもあります。

出産する病院で、父親のことをどう説明するかはかなり大きな問題です。妊娠がわかったら、産科に通うようになるのですが（生殖医療クリニックに行っていた場合も、妊娠すれば産科に病院を変わります）、医師や看護師ほか医療者の意識や知識はさまざま。自分たちはレズビアンカップルでセルフヘルプで受精して妊娠した、と説明すると「そんな方法で妊娠できるの」とびっくりはしても普通に受け入れてくれる産科医もあれば、説明できそうな雰囲気がまったくなく、父親は出産に立ち会わないといったらなぜかと聞かれ、パートナーのことをどう病院に説明するかも気を遣った、という場合も。このケースも、ｎｂｍは結局出産立ち合いはできたのですが、分娩という身体の危険さえ伴う一大事に、そんな気苦労をせねばならないのは、本当に負担です。同性愛者の権利が認められている欧米では、ドナーを得て女性が妊娠出産するケースはもはや珍しくないのでこんな心配をする必要は全くありません。日本でも、少なくとも産科医療者の常識や意識が早く現実に追いついてほしいものです。でも、私たちの日本調査で、産科医院も家族も非常に理解があり、出産時はパートナーや親たちだけでなく、ドナーとドナーの親きょうだいもやってきて、とても賑やかだった、というケースもあったので、女性カップルにとって今後の見通しは良くなると信じたいものです。

このように、妊娠検診や出産の立ち合いに、女性カップルだから、という制限や限定はさほど厳しいものではありませんが、しかしそれでも、「ともに参加したい」ｎｂｍの意欲がそがれてしまう場合も。やはり、いわゆる「普通の男女カップルではない」ために、そしてまた日本では女性カップルの出産子育てにまだまだ理解がないために、保健師や医師、看護師にいちいちの説明が必要で、最当事者のｂｍからすると、「隠したいわけではないが面倒」な気もしてくるのです。「偏見を壊さなくちゃ」と張り切るパートナーに、面倒くさい思いをするのは自分じゃないのにと、ちょっと腹立たしくなったことがある、と語るｂｍもいます。

この、ネガティブな周囲の反応は、もっと身近なところからもあります。女性同士で暮らしていることに親がそもそも否定的で「頭がおかしい」とまで責められていたというケースもあり、そういう場合には、妊娠を伝えても「そんな状態で子どもを産んでどうする」とますますの責めを受け、子どもができた、生まれる、という喜びに浸っているよりも、非常に暗い妊娠期を過ごした、という方もいました。

5　公的制度とのかかわり

女性カップルが子どもをもうける場合、制度上どのような扱いになるかについても、触れておかなければなりません。日本では同性婚が認められていない以上、ｂｍは書類上は未婚のシングルマザーで、ｂｍと子どもは母子世帯となりますが、ｎｂｍをどのような存在として扱うかによって、利用できる制度などが変わってきます。

子どもはｂｍの戸籍に入ることになるため、子どもの名字はｂｍと同じものになります。住民票においては、同居人であり、パートナーのｎｂｍをどのように位置づけるかはカップルによって異なり、「世帯主」と「同居人」としている場合や、同じ住所を登録しているけれど両方が「世帯主」として別々に住民票登録をしているカップルもありました。

ｂｍは書類上は未婚のシングルマザーであるため、母子世帯向けの制度を利用できることがあります。現在のところたとえば子ども一人の場合、ｂｍの年間所得が二三〇万円以下なら、所得に応じて、月額一万円～四万円前後の児童扶養手当を受給できます。また、年間所得が五〇〇万円以下なら、ひとり親控除（三〇万円）が適用されます[14]。

こうした制度を利用しようとする際、ｎｂｍをどう扱うかは、自治体や担当者によってケースバイケースのようです。私たちが話を聞いたあるカップルは、役所の窓口で「同居人はいるか」とたずねられ、「いる」と答えると、それなのになぜ母子世帯向けの制度を利用しようとするのか疑問に思われたが、同居人は女性だというと、その女性との関係や収入などは何も聞かれず、「それなら問題ありません」といわれたといいます。また、別のカップルは、申請書類の同居人欄にｎｂｍの名前を書いたら、窓口で「お姉さまですか」といわれ、「いえ、パートナーです」とやりとりしていると、奥から係長らしき人が出てきて、「パートナーなら事実婚だから、母子世帯向けの制度は利用できない」といわれたといいます。そこで、「シェアハウスとか、ただの同居人ならどうなんですか」と続けると、「それなら問題ない」といわれたので「事実婚は自分たちで選んでしてるけど、私たちは結婚できないからこのような形になっているだけで、事実婚とは違う、結婚できるならさせてください」と主張すると、「それは聞かなかったことにするので、ただの同居人に書き直してください」といわれて、申請できたという話も聞きました。ｂｍに所得制限を上回る所得がある場合には、こうした母子世帯向けの制度は利用できないので、そもそもこうした問題は生じなかったというカップルもありました。

母子世帯向けの制度以外にも、保育園や学童保育の利用料などは、世帯所得に応じて異なるため、女性カップルの場合には、同一世帯としては認められないｎｂｍの所得がカウントされず、ｂｍの所得のみが算定されます。その結果、婚姻カップルや事実婚カップルと比べて利用料が安くなることもあります。

こうしたことについて、「ずるい」とか「不正だ」という向きもあるでしょう。しかし女性カップルは、男女の婚姻カップルや、男女の事実婚カップルがあたりまえのように利用できる制度を利用できないために、より多くの不利益も受けています。

男女の婚姻カップルでは、片方の所得が一定以下なら、年金の第三号被保険者になれたり、社会保険料の負担なしで社会保険に入れたり、所得税や相続税に配偶者控除があったりと、金銭的な優遇があります（なお、事実婚の男女カップルは、関係が証明できれば、年金や社会保険では婚姻カップルと同様の扱いを受けられますが、配偶者控除は認められません）。しかし結婚したくてもできない同性カップルは、こうした制度はいずれも利用できません。

現在、パートナーシップ制度を導入している自治体が増えてきています。これを利用すれば、医療機関で家族として対応されたり、市営住宅に家族として入居できる、住民票の続柄をたんに「同居人」ではなく「縁故者」と記載できる、企業によっては賃貸住宅を借りる際や保険に入る際、携帯電話の「家族割」などにそれを考慮するなどの内容を含む注目すべき取り組みで、全国に広がっていってほしいものですが、残念ながら法的効力はなにもありません。パートナーシップ制度は結婚制度とはまったく異なるもので、婚姻カップルや、一部は事実婚カップルに認められている社会保険や税金、遺産相続上の利点はなにもないのです。むしろ現状では、パートナーシップ制度を利用することで、現在は利用できる母子世帯向けの制度が利用できなくなるなどの不利益の方が大きい可能性もあります（ただし、大阪市などは、パートナーシップ制度がネガティブなハードルとならないよう、証明書を取得していても、制度上は母子世帯の扱いとなることを定めているようです）。

私たちが話を聞いたあるカップルは、こうした現状について、自分たちの関係が法的にも婚姻カップルと同様に認められるのならば、母子世帯としての手当などは喜んで捨てるが、現状ではそうした利点は「ないよりはまし」くらいなのに、婚姻カップルと同様の扱いを求めようとすれば、高い費用を払って公正証書を作成しなければならないなど（後述します）、デメリットの方がはるかに大きいと語っていました。

6　周囲とのかかわり——親、近所、保育園、職場

親

子どもが生まれる以前から、「女性同士で家族になる」ことを親が賛成してくれていた、認めてくれていたケースでは、ドナーからの精子提供によって妊娠し子どもが生まれると知っても親はとくに抵抗なく喜んでくれます。ある女性は、女性パートナーとの間で子どもをもとうと思っていると親に伝えたとき、「応援してあげたいが正直、理解できない」、でも「女として生まれてきたんだから産んだらいい」と言われたそうです。

しかしもちろんそのように子どもをもつことをポジティブにとらえてくれる親ばかりではなく、前述のように、親から理解してもらえず苦しい妊娠期をすごした、という方もいます。しかしそのケースも含めて、私たちが話を聞いたなかでは、子どもが生まれると、頑固だった親も「孫かわいさ」が爆発、態度が大きく変わるようです（結婚には反対だったが子どもが生まれて親の態度が変わった、という経験は男女カップルにもよくあることです）。結婚相手が女だなんて気が狂っている、と親が無理にでも

男性と結婚させようとしていた女性でも、子どもが生まれるとそれまで消極的ながら応援してくれていた母親だけでなく、絶対反対だった父親も、猫かわいがりとなり、「自分の考えが古かった、悪かったな」と言ってくれたそうです。彼女は、「長い闘いだった」と振り返っていました。

もう一つの典型的パターンは、妊娠した、という報告といっしょに、女性カップルとして暮らしている、と親に伝えるというもの。これも、親はびっくりするものの、「孫が生まれる」というビッグニュースが女性カップルであることをカバーしてくれます。娘のパートナーが女性であることは理解できないし、「レズビアン」なんて言葉は口にしたくも聞きたくもないのですが、自分の娘がたった一人で子どもを産み育てるわけではなく「助けてくれる同居人がいる」ことは良かった、という現実的な理解をしているのでしょう。このような親の中には、子どもが生まれてからも、「いつもお世話になります」とパートナーに繰り返し言っている方もあり、パートナーであるnbmからすると「自分の子どもなのに」と微妙な気分にもなるようです。

私たちの調査では、女性たちの親は、こうした、「もう反対はしていないし子どもは超かわいい」、でも女性パートナーについてはちょっと微妙、というケースが少なからずみられました。子どもの成長につれて、娘のパートナーとの付き合いも深くなっていきますから、「良い人」だとわかってくれるのですが、でも親戚や近所の人には「女性カップル」「女性パートナー」とは公に言ってほしくない。ただのシングルマザーとしておいてほしい。きょうだいでは（特に姉妹）、姉や妹が女性カップルであることを理解し最大限に応援してくれるのですが、自分の夫や夫の親にどう説明するかには苦慮していて、妹が夫と一緒に実家に帰省するときには姉には自分の女性パートナーはつれて来ないでもらうことにしている、などの話も聞きました。

親や家族のこんな態度に、女性たちの心は平穏ではありませんが、でもだからと言って、そこで対立やケンカをしても仕方がない。徐々に社会が変わっていけば、親たちの態度も変わるかもしれない、と自らを慰めます。

ｎｂｍのほうの親との関係は多様です。パートナーが産んだ子どもで自分の子どもである、と正確に伝え理解してもらっているケースでは（親戚や近所については前記と大して変わりませんが）、お盆やお正月にはパートナーも子ども一緒に帰省し、他の孫と同様にかわいがってくれる、というケースもあれば、パートナーではなく「友人と暮らしている」と伝えており子どものことはまったく言っていない、帰省するときも自分だけ、というケースも。それはちょっと寂しいような気もしますが、もともと親子でも大して仲良くない、というのは珍しくはないですし、自分のつくった家族に余計な精神的負担をかけないようにする、というのは一つの賢明な選択肢なのかもしれません。

ただ、子どもが生まれようが、ｎｂｍのほうのパートナー女性に厳しい態度を取り続けるというｂｍの親も、残念ながらいます。その女性のおかげで自分の娘は道を誤った、と固く信じており、精子ドナーによって娘が妊娠したことには理解も賛成もできなかったものの、とにかく生まれてみたら孫はかわいいし娘のことはもちろん応援したい。だからこそ、娘は自分たち親と一緒に暮らして孫を育てるべきで、それをあの女が妨害している、といった具合です。こういうケースでは、そうやって疎まれ憎まれるパートナーが非常につらい思いをさせられますが、娘であるｂｍのつらさもそれ以上かもしれません。子どもの面倒をみるために親がしょっちゅう来てくれるのはいいのですが、パートナーと顔を合わせないようにスケジュール調整しなくてはいけませんし、親がパートナーについて悪口雑言を言うのを聞くのはとても嫌なもの。ｎｂｍのほうも、頭では親の態度はパートナーのせいではないとわかっていても気分は悪いし自分の側も愚痴や悪口も言いたくなる。その板挟みには非常に疲弊しますし、カップルの関係にも悪影響を与えかねませんから、こうした女性カップルは、友人やコミュニティのサポートが大切になるでしょう。

以上のように、例外はあるものの、女性たちだけで子どもをもつことに、概して親は、文字通り「案ずるより産むがやすし」のようです。親自身が、周囲には隠した「クロゼット」状態であるのは残念ですが、今後、同性婚が権利として認められ、社会的な理解がすすめば、また性的カップルに限らず女性たちが多様なかたちで家族をつくることも当たり前になれば、その状況は変わっていくでしょう。これだけ「少子化」が危機だと騒がれているのですから、それは社会としても望ましい変化ではないでしょうか。また、親やきょうだいで、理解のハードルとなるのは母親より父親、女きょうだいより男の兄弟。しかも彼らが反対して怒りながら言うセリフは、世間体、親戚に対するメンツ、「不自然」……だいたい共通のようです。母親や姉妹が、たとえ最初は反対していても、じっさいにパートナーと付き合っていくなかで「あら、良い人じゃない、こういう人でよかった」と態度を柔軟に変化させていくのとは対照的です。

近所

「レズビアンカップル」への白い眼、精子提供で産まれたことを推測され噂のタネになって子どもがいじめられる……こんな状況をなんとなく推測して本書を手に取った方も少なくないのではないでしょうか？　実はそもそも、調査者である私たち自身、そのような思いを持ったところから、この研究を始めたのです。

でも、その推測はあまり当たっておらず、そんな噂をされたり白眼視されたりする経験をもつ人は、私たちの調査対象者のなかにはいませんでした。でも、その理由は、すでに日本社会はすすんでいて、そんなくだらない、プライバシーを侵害するようなご近所ゴシップなんてする人はいないからでは、残念ながらありません。

そうではなく、実際の理由の第一は、ご近所づきあい自体がそもそもほとんど皆無なこと。日本で話をきかせていただいた女性たちの多くは、住宅密集地域のマンションに住んでいたのですが、マンションのお隣をはじめ、近所との付き合いはほとんどなし。エレベータで顔を合わせたときに会釈するくらいで、赤ちゃんを抱いていようが、子どもを連れていようが、「子どもさん産まれたの？」なんて聞く人もほとんどいません。だから、子どもがどうやって産まれたのかなどプライバシーがご近所の噂のタネになることもありません。

ちょっと考えてみれば、このことは誰でも納得できるのではないでしょうか。いまどき、お隣さんがどんな人か知らないことは珍しくもないですし、仮に顔見知りくらいの関係ではあっても、お腹が大きくなったり赤ちゃんを抱っこしているのを突然見ても、「え、子ども産まれるの？」「父親は？」なんて、内心で思ったとしても、普通は聞きません。だいたい、いまどき、夫は仕事で海外にいたり単身赴任中、というのもよくあることですし、家で家族に、「お隣さん、結婚してないと思ってたんだけど赤ちゃんが産まれたみたい」と話すことはあるでしょうが、当人にそこまで立ち入って聞くほどの関係でもありません。昔ながらの人間関係の深い長屋か何かでもない限り、「無関心」か、そうでなければ「知らんぷり」をしてくれるのです。

このことには、女性カップルたちのためにも安堵したものの、しかし一方では、これほど近隣付き合いが少なくなっている日本社会の現状をあらためて突きつけられる思いもしました。孤独死や児童虐待も、その一つの表れなのでしょうから。それに、外国のケースでは、女性カップルが赤ちゃんを連れて産院から帰ってきたら、ご近所が「ここに赤ちゃんを連れてきてくれてありがとう」と花束やプレゼントを贈ってくれた、という話も聞きましたので、余計に寂しい思いもしました。もちろん、これは、女性カップルの子どもや家族に限った話ではありませんが。

第二の理由は、ある意味もっと残念なものです。それは、女性カップルが「可視化」されていない、ということです。

第3章でも触れますが、女性たちの性指向、性的アイデンティティはさまざまで、女性二人で暮らし子どもをもうけて育てていても、自身が「レズビアン」であるとはっきり自認している人、そうではない人、さまざまです。自分たちが「どういうカップル」だと考えているかについては、それ以上に多様です（この点は、外国でのケースとだいぶ違うところです）。自分たちでもそうなのですから、日本社会では、女性が二人、手をつないだり、寒い時であれば相手のポケットに手を入れたり、とても親しげにしていても、公然とキスでもしない限り、「女性カップル」、「レズビアン」とみられることはそれほどありません。ただの「友達」か姉妹、カップルの年齢差によっては「母娘」。

これは、一面では、欧米社会のように「カップル」が社会の単位とはみなされておらず、女性同士の関係がいちいち性的に見られることがないという点で「自由」ではあるのですが、同時に、女性たちの関係、レズビアン関係が社会的に無きものとされていることの裏返しでもあるでしょう。そこにはもちろん、同性カップルや同性婚が社会的に認められていないことも大きく影響していることは言うまでもないでしょう。

ある女性カップルは、引っ越してきた当初、ご近所さんに二人で暮らしていますと挨拶したそうですが、高齢者が多く説明しても理解できないようすだったとか。お隣の方は、顔を合わせる機会も結構あるので、二人で暮らしている、というところまではようやく理解してくれたものの、bm女性が妊娠したとき、相手の男性と結婚するから出ていくのだと誤解していたそうです。それでも、産院から帰ってきたときはバラの花束をくれて迎えてくれて、感動的だったといいます。

こういう嬉しいエピソードもありはしますが、このエピソードのお二人も含めて、かけがえのないパートナーとして暮らしている二人の関係が、あたかも無化されて、従姉妹、友人としか思われないのは、尊厳を傷つけられることでもあります。「レズビアンカップル」と名指され差別されることが無いのはその裏返しでもあります。

このような社会の意識の中で、女性二人が幸せそうにベビーカーを押していても、女性二人で子どもと遊んでいても、「女性カップルとその子」と正しく理解されることは珍しく、「精子提供」という可能性は思いつきもしないわけです。おそらくマンションのお隣さんも、男との間に子どもができたが結婚せずにシングルマザーになった、それを従姉妹や友人が同居して手伝っている、という理解なのではないでしょうか。

このように、少なくとも調査の時点では、対象の家族たちは、「精子提供」で産まれた子というスティグマに苦しめられるのでは、という懸念は実体験しておられませんでした。それはもちろん、子どもたちのためにも喜ばしいことではあるのですが、これほどの理解のなさは、将来に不安を残しているとも言わざるを得ないでしょう。

保育園

今回私たちが話を聞いた女性たちは、日本でも海外でも、みな仕事を持っています。というより、おおむね同性カップルでは、男女の夫婦のような「一方が稼ぎ手、他方が家事育児」のような役割分業はありません。どちらかが料理や掃除が得意、仕事の種類によって収入に大きな差がある、というケースはままありますし、ライフコースのなかで一時的に仕事を休業したり学校に戻ったりで稼ぎが無い、という時期もあったりしますが、それでも片方が当然のごとく家事育児に専念、というパターンはありません。

ですから、産まれた子どもを保育園に預けるのはあたり前です。その子のためになるべく理解のある保育園を見つけるのもまた、みな努力するところです。努力の成果で、外国にルーツのある子どもたちが多く在籍し多様性に理解のある園に入れることができ、女性カップルの子どもであることを入園以前に伝えて非常に前向きに受け入れてもらえた、という家族もありますが、しかし保育園は地理的な条件もありますから、そううまくいくケースばかりではありません。なかには、園長先生が非常に保守的で、「子どもはお父さんとお母さんの宝物です」が口癖、運動会では子どもたちを全員起立させて君が代斉唱するような園に入れざるを得ず、他の保育士さんたちも考え方が古くて、仕方なく「同居人」と説明しているというケースもあります。また、カトリックの園でシスターでもある先生に、同性カップルです、と説明したところ絶句された、というケースもあります。

ただどういう保育園であれ、子どもたちは遠慮なく素直に聞いてきます。「○○ちゃんはお父さんいないの？」「（ｎｂｍに）おばちゃんはだれ？」。多くの方は、子どもたちにはありのままに理解してほしいと、「○○ちゃんにはお母さんがふたりいるんだよ」と答えています。園児たちは、そういわれれば二人のお母さんという存在を理解してくれるようです。ある女性は、保育園や幼稚園の子どもたちのなかにもきっとＬＧＢＴの子どもがいるはずだから、その子たちの将来の力にもなるように、と言っていました。

こうして子どもたちを通じて、その親や家族にも伝わっていってほしいというのがおおむねみなさんの願いです。

職場

女性たちにとってもう一つの関門は職場です。ご近所は、望むと望まざるとにかかわらず関係は薄い今日の日本ですが、職場は家族の状況や事情を書類上でも明らかにする必要があります。ただ、この点については、ｂｍ側とｎｂｍ側では、同じではありませんし、職場のあり方によっても大きく違います。

まず、ｂｍは、お腹が目立つようになり、産休や育休の手続きも必要になりますから、もちろん、子どもが生まれることを職場に告げる必要がありますが、女性パートナーとの子どもであることは伝えたくとも伝えられない場合もあります。ある女性は、直接の上司に言ったら、「わかった、でも他の人には言わないほうが良い」と言われてしまいました。女性が結婚していないことは同僚たちは知っているので、膨らんでいくお腹にいつごろ産まれる、とだけしか言えず、「訳有り」の妊娠だと周囲には思われているわけで、割り切れない思いをした、という女性も。以前に結婚歴がある女性は、とっくに離婚しているのに、職場の人たちは前夫の子と思い込んでいたので、あえて訂正しませんでした。

プライベートなことはもともと同僚とは話さないという職場環境だったので、周囲には詳しいことは何も言わずに済ませ、「シングル」で妊娠出産するのだ、何も聞いてはいけない、という雰囲気をあえてつくった、という女性もいます。

こうしてみると、身体的変化を隠しようのないｂｍの方であれ、私たちの調査では、ありのままに女性パートナー同士で子どもをもつのだ、という事実を職場に公然と伝えるのは難しかった人がほとんどで、これは第2章で見るように、ヨーロッパの事例との大きな違いです（台湾では日本と似た事情のカップルもいました）。妊娠出産の時期はただでさえ身体的精神的に負担のあるものなのに、こういう事情がストレスになってしまっているのではと、気になります。

他方、ｎｂｍの立場も複雑、かつ多様ですが、興味深いことに、私たちが話を聞いたケースを見る限りでは、ｎｂｍのほうが、育休の申請、子どもを保育園に入れるための書類作成、職場の組合の出産祝いの申請と、自分が同性カップルとして子をもうけ育てる親であることを職場でカムアウトするのに、ｂｍよりも積極的です。というのも、一つには、ｎｂｍはカムアウトしなければ子どもがいる人としての配慮を職場で受けられない、という現実があります。私たちの調査範囲では、育休取得を認めてもらったというケースは無かったのですが、制度上は無理だがとの断りつきで有給の休暇を取得できた、というケースはありましたし、保育園の迎えを担当するために残業は免除してもらっている、という場合もありました。また、保育園の入園申し込みの書類に同居パートナーとして在職証明を職場からもらう必要がある場合もあります。もちろん、「職場の人には言ってない。パートナーがいることも、子どもがいるというのも言っていない」「書類は配偶者なしで出しており、言わなくても問題ない」というｎｂｍもありますし、すべてではないのですが、日本でも「そういうのも今どきはあるんだ」と理解が得られる職場もあらわれていることに安堵します。

ただ詳しく聞くと、ｂｍの職場はｎｂｍに比べて「保守的」な職場ばかりというわけではありません。それにもかかわらず、ｂｍのほうがカムアウトしていない傾向があるのは、妊娠子育てでなんらかの社会保障を受けるには、「シングルマザーであっても同性パートナーがいても条件はほぼ同じ」だからではないでしょうか。それならば、積極的に事情を伝える必要は何もない。それに、妊娠の事実が明らかだからこそ、その胎児の父がいて当然という視線を感じさせられます。これに対しては無言で通し「何か結婚できない事情でもあるのか」と勝手に思わせておくのがせいぜいで、女性のパートナーがいると言おうものなら、それなのになぜ妊娠しているのだ、といった疑問という以上の嫌悪感、忌避感を生みかねない。そういったプレッシャー、社会的圧力が実際に妊娠し出産する女性に対しより強くかかるのではないかという推測もできるように思います。

7　ドナーとのかかわり

女性たちは、どんな方法でドナーを得たかにかかわらず、その男性には感謝でいっぱいです。でも、子どもが産まれたあと、どのようにその男性とかかわっていくかについては考え方は多様です。もちろん、ドナー男性自身の考え方にもよるわけですが、ドナー候補者とその点についての考え方が一致できないと、その男性からは提供をしてもらうわけにはいかない、ということになります。

そして、この選択は、子どもに自身の出生をどう知らせるかという、母子たちにとってきわめて重要な選択とも直結します[15]。

選択肢の一つは、まず、精子提供、受胎後は、ドナーは「基本、一切関わらない」「子の成長には関わらせない」というもの。「関わらせない」というとちょっと身勝手にも聞こえるかもしれませんが、二人母として子どもをもち家族を作りたいと切望する女性カップルにとって、万一にもドナー男性が出生した子の認知をしたり親権を要求したり、ということが起これば非常に困ります。子の「認知」は、通常、婚姻外（しばしば男性は既婚）で妊娠出産した女性の側が求めるものですが、法律上は、「父」は、未成年の子の認知を母の承諾なく、つまり、母の意思を無視して行なえます（胎児の場合は母の承認必要。民法七八二、七八三条）。

「母の意思を無視なんておかしくない？」という感想がありそうですが、実際問題、認知とは父性の承認というシンボリックな意味があるだけでなく、子から父に養育費や遺産相続を求めることを保障するものなので、母の意思とは関係のない、子の権利なのです。そう考えれば、母の承諾がなければ子が「父」に認知を求められない、というのは不合理だとわかりますし（子ども自らのちに父に認知を求めることも法的に可能です）、そもそも、そうした義務を負う「父」の側から、母が嫌がっているにもかかわらず自発的に認知を求めるということは想定されていないためにこのような法規定となっているのでしょう。

この選択肢を取る女性たちがそこまでの懸念を抱いているということではないのですが、考えられ得る不安材料を予め取り除くためにも、ドナー男性に深い感謝を抱きつつも、子の出生後は成長に一切かかわらない、という取り決めをドナーとするわけです。もちろん、これは、ドナー側にとっても、「精子提供だけしてくれればいい」と言ったのに、後から養育費などを請求されるという理不尽な目に遭わないためにも重要なことです。

ただし、ドナーは子どもには関わらない／関わらせないという選択をする場合も、将来子どもが何らかの病気にかかった場合、遺伝的な要素がないかどうかなどの情報は非常に重要ですから、そうしたリスクに備えて連絡先は確保しておく、子どもに「この人があなたが産まれるのを助けてくれた人」と教えてあげるために写真は保管しておく、などをドナー男性との合意のうえでしています。

私たちが話を聞いたなかで、こうした選択をしたカップルのほとんどは、弁護士を介して、ドナー男性と契約を交わしていました（インターネットでドナーを探したケースでは弁護士を介しての契約をすることまではしていませんでした）。いったんはドナーと合意していても、時間が経てば状況は変わり関係性も変化していくことも考えられますから、トラブルを未然に防ぐために、話し合ったことを明確にしておこうという趣旨です。

その対極とも言える選択肢が、子と会う頻度やかたちはいろいろですが、ドナー男性に「パパ」として子の成長にかかわってもらう、というものです。前述したように、ゲイ男性で、自分は女性をパートナーに選ぶことは無く通常のかたちで子どもをもつことはないからと、「自分の子をもつために」ドナーとなることを承諾した場合では、その男性の親も一緒に出産に立ち会った、というケースもあるくらいで、子の誕生日パーティーやクリスマスの参加、プレゼントなど、機会を生かして「パパ」としての行動をとり、女性カップルも「パパが来てくれた」「パパからのプレゼント」として、子どもにその男性が「パパ」であることをわからせます。とくに男の子の場合で少し大きくなってくると、スポーツを一緒にするなど、母親たちがあまり得意でない分野を「パパ」がカバーしてくれて存在感が増す、ということもあるようです。ただ、このパターンは、ドナー男性と女性たちがもともと友人、知己であった場合に限られていました。

こうした場合、子どもは、自分には一緒に暮らしていないパパがいる、と理解していくようです。この両者のあいだにある選択肢が、「なんとなく関係がある人」として関わっていく、というもの。もちろん、子どもの年齢にもよるのですが、幼いころは、一年に一度くらい会う機会を設けて、「この人は○○ちゃんを産むのにお母さんたちを助けてくれた人だよ」といった説明を、まだ意味がほとんど理解できないであろううちからしておきます。こうしたカップルは、成長するにつれて、子の理解度に合わせて的確な説明をするのでしょう。

なお、ドナーを知人に頼んだ場合以外、すなわちインターネットで探したり、精子バンクを利用した場合には、ドナーは生まれてきた子の認知はせず、子育てにも関わらないということが前提になっています。ケースによっては、子どもが遺伝的な要素のある病気になったときのために連絡をとれるようにしておく、子どもが成長したときに望めばドナーと連絡をとれるということもあります。

どのような方法でドナーを得るかによって、またドナー男性の居住地や状況によって、以上のようなドナーとのかかわりの程度は、必ずしも「選択」できるわけではありません。それに、産まれる前、精子提供してもらった時に考えていたこと、取り決めしていたことが、状況に合わせて柔軟に変わっていくこともあるようです。子どもの成長にしたがって子どもの意思が反映されるようにもなるでしょう。いずれにしろこれらの家族たちは、子どもにとって最善の道を求めていくことでしょう。

8　二人のママ？　どう呼ぶか

二人の女性に深く望まれて生まれてきた子ども。温度差がある場合もありますが、ｂｍもｎｂｍも、子どもの母親として子どもを育てていく、その気持ちでいっぱいです。母乳はｂｍにしか出ませんが、搾乳して哺乳瓶であげるのは通常の育児でよくあることですから、ｎｂｍもおっぱいをあげることができます。おむつ替え、寝かしつけ、お風呂に入れる、離乳食を作る、保育園の送り迎え……。男女カップル家族では、特に日本では残念ながらいまでも、産んだ母である一人の女性が、大変な思いをしながら担うことが多い育児のほとんど全部を、女性カップルではともに担います。仕事の事情や向き不向きで、分担の偏りがあることもありますが、それでも基本、どちらも子どもとともに暮らす「母親」です。

この二人の母親を、子どもにどう呼ばせるかというのも、彼女たちの一つの課題です。

欧米ではレズビアンファミリーの子育てに役立つよう、「二人のママ」と育つ子どもを主人公にした絵本がいくつも出版されていますが、その中では、おおむね、二人とも、「マミー」と呼ばれているようです。そして必要に応じて、Mama-Jane, Mama-Sue といったように母たちのファーストネームをつけて呼び分けています。

日本では、通常でも家庭によって「お母さん」、「ママ」等と呼び方は異なりますが、私たちが調査した家族は、もっと多様でした。一方は「ママ」で他方は「かぁちゃん」、「マミー」と「ママ」、というように、「母」の意の語を使い分けているケースもあります。また、女性カップルたちは、互いを愛称で呼んでいて、それは子どもが生まれてからもほとんど変わりません。ここは、男女親のように、子どもが産まれると、子どもがいない場でも互いを「パパ」「ママ」と呼ぶようなケースが少なくないのとはだいぶ違います。ですから、子どももｎｂｍをその愛称で呼んだり、ｂｍに対しても通常は「ママ」「お母さん」と呼んでいても、ときには愛称で呼ぶ家族もあります。

ただ、興味深いことに、子どもが保育園や幼稚園でおしゃべりするようになると、通常は愛称で呼んでいるｂｍのことを、家では呼んだことも無いのに「ママ」と友達に話していたりしますし、ｎｂｍを「お父さん」と話したりもしているようです。そのｎｂｍは保育園のお迎えによく行っており、短髪ではあるが女性であることは子どもたちも知っているはずなのですが、子どもたちからすると、片方がお母さん・ママならもう一方はお父さん・パパである、という理解がされているのでしょうか。

そのあたりは、子どもたちに聞いてみないことにはわかりませんが、どんな保育園・幼稚園であれ、おそらく子どもたちの中には、ＬＧＢＴとして成長する子どももいるでしょうから、こうした多様な家族のありかたを身近にみていることが、その子たちの将来の一つの道しるべになることを心から願います。

9　ｎｂｍの困難と葛藤

４節に述べたように、周囲との関係において、実際に妊娠出産という身体上の変化を経験するｂｍのほうがｎｂｍよりも葛藤や悩みをより経験しているように思われる場面やプロセスも多々あるのですが、他方で、ｎｂｍのほうも独特の葛藤や悩みがあります。

それはなによりもまず、ｂｍと変わらずに子を望み、愛し、子育てをしているのに、その子との関係を保証するものが何もないことと関係しています。もしｂｍに万一のことがあったら、自分にはその子をそれまでと同様に育てる法的権利があるのだろうか？　もしｂｍの親が孫を引き取ると言ってきたらどうしようか？　ｂｍの親とパートナーであるｎｂｍの関係がうまくいってなかった場合はとくに心配です。私たちの調査では、ｂｍの親と近居し日ごろから子育てに協力してもらっているカップルで、その親は、もし娘に万一のことがあれば、パートナーを養女にして子どもを一緒に育てると言っているというケースもありました。そんな「万一」は言うまでもなく来てもらっては困りますが、同性婚が認められず同性パートナーとしての親の権利が保証されていない日本では、一つの現実的な解決法かもしれません（しかも、日本で成人を養子養女にできるのはもとはと言えば「家」の継承のためという、古臭い家族制度に拠るものですから、それが同性カップルと子どもたちに役に立つとすればちょっと皮肉です）。

また、世の夫婦関係と同じく、さまざまな事情、理由でカップルの関係が破綻していく可能性もあるでしょう。相手とは離別したとしても、親としての子への気持ちは変わらないのに、ｎｂｍには子どもと会える保証はありません。最近、夫婦離別後の別居父と子どもの面会交流権を保障する法を作ろうという議論がありますが（離婚が夫のＤＶによるケースなど、面会交流権を安易に付与することは問題だという批判もあります）、かりにその法が成立したとしても、ｎｂｍにはその法は適用されず権利は保証されません。[16]

こうした状況は、ｎｂｍにとって不利・不安定というだけでなく、子どもの福祉に大きくかかわる重要な問題です。これは同性婚が認められていたり、同性パートナーとの養子縁組が認められているヨーロッパとは大きな違いです。日本でも一部の自治体で制定されているパートナーシップ条例は、子どもとの関係の保障という点ではまったく解決にはなりません。

そこで女性たちは、子どもの安定的な生育状況の確保という願いから、妊娠期間中にできる限りの手立てを取ろうと努力します。その一つの典型が、二人の女性と子どもとの権利関係を確定する公正証書を弁護士の助力を得て作成しておくというものです。

公正証書とは、契約や遺言などを公証人に証明させることにより、私人間の約束事の明確化をはかり執行力を持たせるものです。公証人は元裁判官などがつとめており、各市町村に公証人役場があります。女性二人のそれぞれ一方が亡くなった場合、財産はどうするか（ｎｂｍは財産を子に残したくとも法的関係が無いので、子どもではなく自分の親きょうだいや甥姪に自動的に相続されてしまうことになります）、子どもの監護については、ｎｂｍを未成年後見人に指定してｂｍに万一のことがあった場合はｎ ｂｍが引き続き育てることを確かにしておく、住まいが亡くなった方の持ち家だった場合、子どもと残されたパートナーが引き続き安定して住めるようにするにはどうするか、等々が具体的に定められます。［大阪弁護士会人権擁護委員会・性的指向と性自認に関するプロジェクトチーム編 2016］

この公正証書作成は、女性カップルと子どもたちにとってまさに致命的な重要性をもちます。公正証書に記していても、法律上定められた権利と抵触すれば無効になってしまうわけですが（例えば、遺産相続では、親やきょうだいなどの法律上の遺産相続人には、遺留分という一定部分の相続の権利がありま す）、それでも公正証書があるとないとでは大違いです。

公正証書を作成するには手数料が必要ですが、その額は公正証書で証明される財産の価値によって決まり、たとえば三〇〇〇万円のマンションと一〇〇〇万円の生命保険料を遺贈する、という場合は、基本手数料だけで二九〇〇〇円の費用がかかります。生命保険を両方がかけていたり、預貯金があったりすると、さらに額はあがりますし、そのうえ弁護士や司法書士への依頼料も、財産の額などに応じて、別途数万〜数十万円ほどかかります。本調査での対象者では、これに五〇万円近くかかったというカップルもありました。それにくわえて、公正証書にある遺言が執行されるときには、基本料金に加え証明される財産の一％程度の報酬を、執行人に払わなければなりません。こうしたカップルの遺言執行手続きは複雑になる可能性がありますから、弁護士に執行人を依頼していたとすると、上記のケースなら、最低でも八〇万円を払うということになります。それでも本調査ではほとんどの方がこの手続きを踏んでいました。

そもそも男女夫婦では、法律で保証されているために、公正証書は必要なく、まったくかける必要のない手間とおカネ。事実婚の男女カップルでも遺産相続等のためには同様に公正証書が必要になりますし、そうすると手数料費用が発生するので、「同性カップルへのペナルティ」というわけではないのですが、子どもの安定的な福祉というのは、親が法律婚をしているかしていないか、パートナーが異性か同性かに左右されてはならないはず。子どもの基本的人権という観点からも、改善が求められます。

このように子どもとの法的な関係において困難を抱えるnbmですが、その葛藤は、さらに、「親」として承認されにくいという、根本的かつ（おおげさな言い方をすれば）実存的な問題にも行きつきます。二人の母がいる家族のありかたが法的に認められていないうえに、社会的にもほとんど知られていない日本社会の中で、子を望み、ごく普通の父親以上に親として子育てをしているにもかかわらず、子どもと一緒にいても「親」扱いしてもらえない。私たちの調査対象者でも、おばあさん扱いされたり（精子ドナーを得て子づくりをしようとする時点で、カップルの双方とも、いわゆる高齢出産にあたるくらいの年齢層であるケースが珍しくないことも作用しています）、ただの同居人のおばさん扱いされたり。

この点は、ドナーとの関係にも微妙に影を落とすところで、子どもの福祉を考えてドナー男性と子どもの関係を何らかのかたちで維持しておこうと考えている場合、「パパ」がやってきてみんなで公園にでも出かけると、ご近所さんも世間も、自分以外の三人を「パパとママと子ども」の家族と誤解し、nbmはどこかよその人のようで親扱いはしてもらえません。

同性カップルの家族だけでなく、ひとり親の家族も、「なぜお父さんがいないの?」「お母さんはどこ?」とあからさまに言われたり、ステップファミリーも「実の親子」像を押し付けられることから来る葛藤を経験しています［野沢・菊地 2021］。現実に多様にある家族、親子のかたちが少しでも可視化されていくことで、すべての子どもたち、家族たちが生きやすい社会になるはず。本書もその一助になれればと願っています。

〈注〉

（1） もちろんこれは、私たちが日本で調査を行なったなかで多く聞いたパターンというだけで、海外調査では、二人とも子どもを産むことを希望し、同時にトライしたというケースもあった。詳しくは第2章で。

（2） 人工授精をめぐる医学的・法的・倫理的問題を検討した、おそらく日本で初めての研究成果である小池他『人工授精の諸問題』（1960）には、ＡＩＤは第三者の精液によるものであるから姦通罪を構成する、したがって公序良俗に反するとする判決が一九二一年にカナダ・オンタリオ州で出されていると報告されており、欧米では、日本よりも以前から実施されていたことがわかる（小池他編 1960: 6)。

（3） 多くのＡＩＤを実施していた慶應大学医学部病院の安藤畫一医師は、精液の提供は「大体学生(だいたい)を頼んでおります」と述べている（安藤 1960: 17)

（4） https://www.cryosinternational.com/ja-jp/dk-shop/%E5%80%8B%E4%BA%BA%E3%81%AE%E3%81%8A%E5%AE%A2%E6%A7%98/

（5）日本では生殖補助医療の対象は、不妊症のために子を欲しながらもつことのできない法律上の夫婦に限るとされ、非配偶者間の生殖補助医療を防ぐために、生殖補助医療を受ける際にパスポートや運転免許証で本人確認を行ない、戸籍謄本による確認で法的な夫婦であることの確認を行なうなどが求められてきた。しかし、二〇〇六年に日本産科婦人科学会が、戸籍謄本等による本人確認を求める項目を削除し、これによって事実婚のカップルにも生殖補助医療を受ける途が開けた。

（6）本調査では確認することができなかったが、二〇二〇年一一月の共同通信の報道によると、クリオス・インターナショナルから精子の提供を受けた日本国内の利用者が、同年一一月までに一五〇人を超えたという。提供を受けた利用者は夫が無精子症の女性や、子どもをもちたい独身女性、性的少数者らで、居住地は三〇都道府県に及ぶ、とのこと。https://this.kiji.is/701537750552708193

先述したように、クリオス社はクリニックに直接精子を配送するシステムなので、国内の多くの都道府県で医療機関がクリオス社と利用者の間に介在していると思われる。「独身者」、「性的少数者」（記事にはこうあるが、レズビアン女性のことと思われる）には生殖医療を行なわないのが日本産科婦人科学会の指針だが、事実婚や妊娠したら結婚する予定、ということで利用しているのか、あるいは指針にはとらわれずにクリニックが協力しているのかは、本記事からだけでは不明。いずれにせよ、子どもをもちたい女性たちにとって選択肢と可能性が広がることを伝えるニュースである。

（7）http://jpnreproorg.yu-nagi.com/index.html

（8）https://digital.asahi.com/article_search/detail.html?keyword=%E7%B2%BE%E5%AD%90+%E3%83%8D%E3%83%83%E3%83%88&FormRadioSelect=select_keyword&searchcategory=2&from=&to=&MN=default&inf=&sup=&page=1&idx=1&s_idx=1&kijiid=A1001220201006E009-04-003&version=6251131752

（9）https://news.yahoo.co.jp/articles/c2fc2f6cf0357e7af7e66000104396902dba751a

(10) ＳＮＳ等で精子が取引されている現状を懸念した不妊治療専門医が日本初の精子バンクを設立した（二〇二一年四月「株式会社みらい生命研究所」https://spermbank.jp/）と、メディアで相次いで報道された。同ＨＰによると、二〇二一年八月現在、本格的な稼働はまだ始まっていないようである。

(11) ただし、不妊治療への公的助成事業が二〇二一年一月から開始されたことで、クリニックでは、申請の必要書類として婚姻をしていることを示す戸籍謄本や同居を示す住民票等の提出を求めるようになっている。

(12) https://www.nhk.or.jp/politics/articles/feature/48722.html

(13) https://digital.asahi.com/articles/ASNB15J73NB1ULBJ008.html#:~:text=2018%E5%B9%B4%E3%81%AB%E4%BD%93%E5%A4%96%E5%8F%97%E7%B2%BE,%E7%94%9F%E3%81%BE%E3%82%8C%E3%81%9F%E8%A8%88%E7%AE%97%E3%81%AB%E3%81%AA%E3%82%8B%E3%80%82

(14) これまでは、同じひとり親であっても、離別・死別の寡婦（夫）には適用されていた寡婦控除が、未婚のひとり親には認められなかった。二〇一四年からはそれが未婚のひとり親にも「みなし適用」されることになり、二〇二一年からはすべてのひとり親を公平に扱う観点から、婚姻歴や性別に関わらずひとり親控除の対象になることになった。なお、事実婚の場合はひとり親控除は受けられない。

(15) 有田啓子は、人工授精によって子を得た欧米のレズビアンマザーの研究から、精子ドナーとのかかわり方は、匿名ドナー、トレイサブルドナー、アンクルドナー、父親の四種に分けられることを紹介している。はじめの三つは、順に、まったくの匿名で子どもとは一切のかかわりを持たないドナー、居住地など一定程度の情報は仲介業者に提供して子どもに伝えることを認め、子どもとコンタクトを取ることもいとわないドナー、子どもとコンタクトを取ることや一定程度の養育にかかわることもするが親の責任を完全に担うことはしないと合意を交わしあったドナー、である（有田 2007a）。同論文および有田 2006 では、トレイサブルドナー・アンクルドナーの場合に生じてくる、母親たちとドナーとの紛争例も紹介されており、本調査の女性たちの迷いや懸念を裏付けている。

(16) なお、第2章でみるように、海外では女性パートナーの一方の卵子を用いて体外受精し他方の子宮で受胎妊娠、出産に至る、という方法で子どもをもつ場合もある。私たちの海外調査では実際にこの方法で子どもをもうけ、のちに別離した女性たちの話も聞いた。

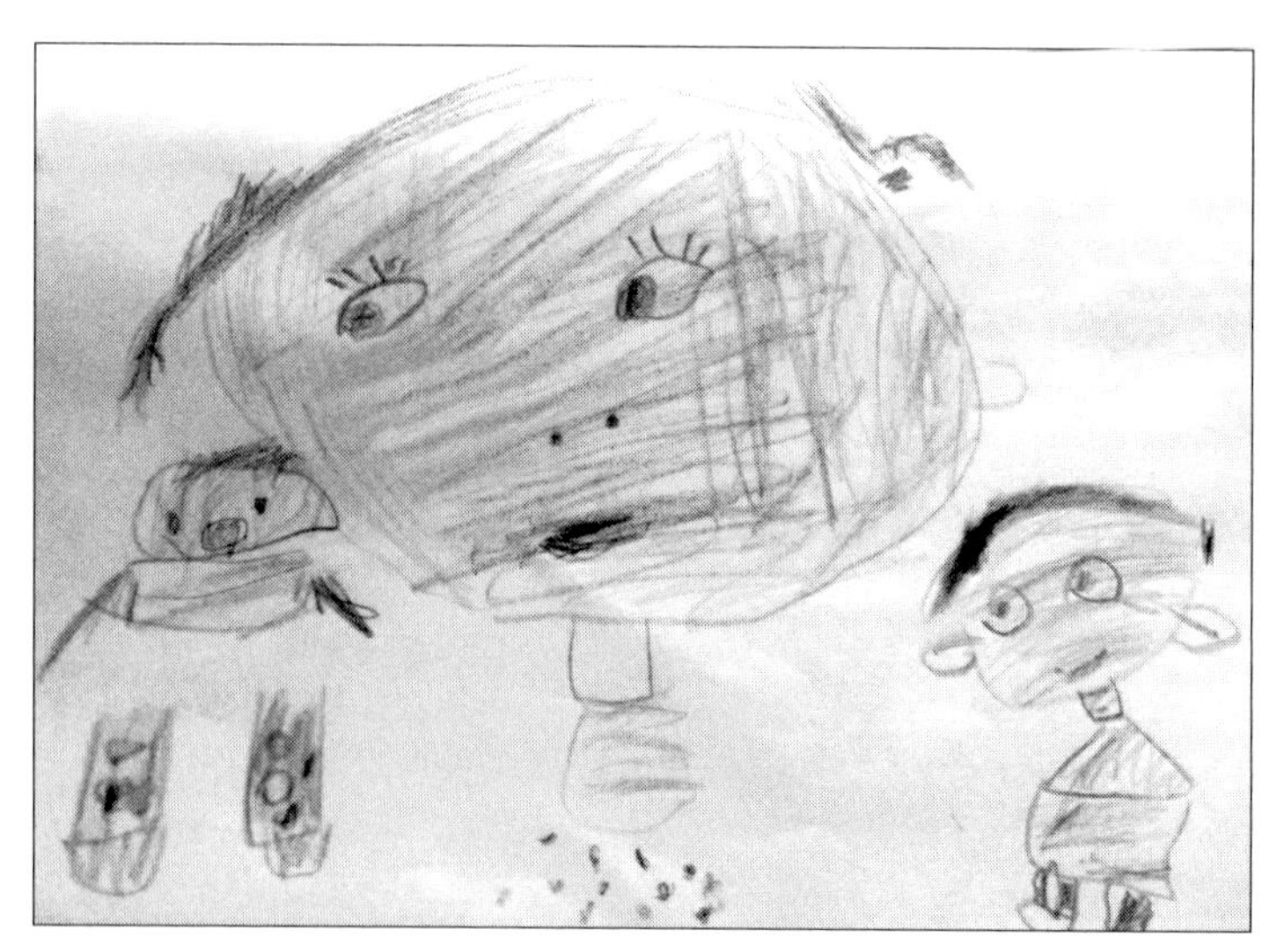

ふたりのママとわたし

第2章

それぞれの家族たち——海外での調査から

欧米では、多くの国・地域で同性婚が法的に認められており、イタリアなどのように宗教的事情で婚姻は認められていない国でも、シビルユニオン（市民協約）などのかたちで婚姻に準ずる法的権利が同性カップルに認められています。そして、国によって多少の違いはありますが、シングル女性や女性カップルが精子バンクを利用して子どもをもうけることもすでに広がっています。

その状況の中で、同性カップルの間の子どもの法的地位についても、国による違いは多少ありますが、ｎｂｍが子どもを「養子」にすることで法的関係を保証することができます。

本書では、各国の法制度の詳細について論じることはしませんが、このように欧米ではおおむね同性カップルが結婚すること、ドナーを介して子どもをもち家族となることが、すでにそれほど特別のことではなくなっている状況です。しかしそれでも、年齢層や宗教によって、男女一対のカップルとそこから生まれる子どもこそが正統な家族であると信ずる人々は、とりわけ、子どもたちの祖父母世代にあたる高齢層では珍しくなく、女性たちでつくる家族はやはりそれぞれの葛藤やチャレンジを経験しています。私たちは彼女たちの経験から学べることが多いはずと考え、ヨーロッパの数カ国で、子どもを精子提供によって得て子育てをしている女性カップルに話を聞きました。

本章では、彼女たちの体験と彼女たちがどのように葛藤を乗り切ってきたかを紹介し、何を学べるかを考えていきます。私たちの調査はケース数も限られており、私たちの調査結果がその国のすべてを正確に表しているなどというわけではまったくありませんが、一つの傾向として受け取っていただければ幸いです。

なお本調査では、営利的精子バンクも多数で代理母・卵子提供を含め生殖技術に関する規制がほとんどなく、ゲイカップルの子育ても普通のことになっている傾向があるアメリカは対象とせず、ヨーロッパでもとくに、カトリック人口が国の大半を占め、比較的生殖技術導入については消極的であった国として、フランス、アイルランド、イタリアで調査を行ないました。それに加え、女性カップルの生殖補助技術利用について非常に先進的なノルウェーおよびデンマークで子どもをもうけた女性カップルにも話を聞きました。また、アジア圏では、同性婚の権利が認められるようになった台湾のケースについて調査し、韓国の事情も加えています。

1　フランス・パリ

フランスでは、いずれもパリで、二〇一七年後半に三組のカップルに話を聞きました。マリア／ミッキー・カップル、ジュリー／ジャン・カップルは、いずれも三〇代で子どもは一歳。エリーとエマも三〇代で、子どもは三歳でしたが、すでに二人はカップル関係を解消しており、エリーに話を聞きました。

フランスでは一九九九年から、パックス（民事連帯契約 PACS: Pacte Civil de Solidarité）[1]によって同性カップルにも結婚に準じた諸権利が保障されるようになりました。しかしパックスでは、婚姻カップルとはちがって、パートナーが産んだ子を養子にすることができず、二人でもうけた子どもであってもｎｂｍが子を養子にすることはできませんでした。その後二〇一三年に「みんなのための結婚法 la loi du 17 mai 2013 sur le mariage pour tous」が制定されて同性婚が認められるようになり、同時に同性婚カップルでも、ｎｂｍがパートナーの産んだ子を養子にできるようになりました。私たちが話を聞いた三組とも、「みんなのための結婚法」で婚姻関係を結んでおり、ｎｂｍは子どもを所定の手続きを経て養子にしていました。またインタビューを実施した二〇一七年は、同性カップルやシングル女性には生殖補助医療を受ける権利がまだ認められていませんでしたので、三組とも国外の精子バンクを利用して、ドナーを得ています。

子をもつことへの同性婚合法化の影響

私たちがインタビューした三組のカップルの話からは、女性カップルがパックスによって契約を結び同居カップルとしてパートナーでいるのか、ある意味でフランスでは廃れ始めた「伝統的な」[2]結婚をするのか、それを大きく分けるのが、子どもの存在であることがうかがえました。

ジュリーとジャンは学生時代から一〇年以上生活を共にしたカップルで、すでに税金控除など実利的な目的で二〇〇九年にパックスを結び、お互いに遺言状も作成していました。ずっと子どもがほしいと願っていたジャンと違って、ジュリーは三〇歳に近づくと年齢的なことから、自分も子どもがほしいと思うようになり、同年代の二人ではありますが、ジュリーが正規職の公務員で産休がとれるなど身分が安定していたので、話し合って彼女がまず産むことに決めました。ジュリーはベルギーのクリニックで六回分ワンセットの冷凍精子を購入し、運の良いことに一度目の施術で妊娠しました。インタビューの際には、次はジャンが産む番と、新しい家族が増えることを楽しみにしていて、お互いの仕事の状況を考慮しながら、家族計画をたてているところでした。

ジュリーとジャンのカップルに、精子バンクの情報を伝えたのが、二人の共通の友人マリアとミッキーのカップルです。四人は共にフェミニスト。のちに詳しく書きますが、フランスでは二〇一三年に「みんなのための結婚法」が制定される際、大論争が巻き起こり、賛成・反対派ともにデモを行なうなど世論は真っ二つに割れました。子どもがいなければ結婚しなかったと語るジュリーたちも、異性愛者たちに当然認められる権利が同性愛者たちに認められないのはおかしいと、法が制定されるまで、同性婚を求めるあらゆるデモに参加しました。マリア／ミッキーもフェミニストであることには変わりなく、同性婚を認めない伝統的カトリックの価値観にはもちろん反対していますが、二人は共にフランス社会における移民（マリアは、同性婚が法制化されているコロンビア出身、ミッキーは、中東地域で文化的多様性には寛容であるとされながらもユダヤ教の影響で同性婚は認められないイスラエル出身）であり、論争的な社会運動に参加することには躊躇しました。とくに、自身もカトリックで、自称保守的であるというマリアは、同性婚が認められない社会では、とても子どもを育てる気持ちになれなかったといいます。

マリアにとって、自国コロンビアはたしかに同性婚が認められているものの、カトリックの影響も根強く社会的には同性愛者たちはまだまだタブー視された国。ミッキーにとって、自国イスラエル、とりわけミッキーが一〇代の頃まで住んでいた首都テルアビブは文化的には寛容でも、同性婚はこの先も宗教上絶対に認められないだろう国です。そうした二人にとって、カトリックの国とはいえ、文化的な多様性にあふれ、ゲイ・レズビアンコミュニティも都市生活の一部であるパリという都会に住み、大論争のうえとはいえ同性婚が法制化されたことは、二人で子どもを育てようと思える大きな契機となりました。後にもまた触れますが、同性婚がたとえ認められたとはいえ、未だに同性愛者たちが社会的な差別を受けているコロンビア社会の現実をみているマリアは、パリで同性婚が合法化されたことは、自分たちの子どもが万一差別を受けたとしても、それに対して闘うだけの家族にとっての強い支柱となるときっぱりと断言していました。

ドナー探し——身近なインフルエンサーの影響

私たちの調査では、インタビューに答えてくれる相手を、雪だるま式（スノーボール・サンプリング）

で探しました。その影響も大きかったと思いますが、印象的だったのは、どの国でも、ドナー探しと受胎に至るまでのプロセスは、身近な先駆者の影響が大きいということでした。もともと知り合いだったり、子どもをもうけようと情報を探すなかで知り合った、すでに妊娠出産経験のある人の話を直接聞いて、それを参考にドナー探しをはじめるケースが多いようで、その結果、同じ国で調査したカップル同士は、お互いに知り合いで、同様の方法で受胎に至っているという傾向がありました。

フランスでの調査では、エリーが他の人へのインフルエンサーだということがわかりました。先に触れたように、エリーはすでにエマとは離婚しており、以前は自分自身で子どもをもちたいと積極的に思っていなかったどころか、むしろ子どもはほしくないと思っていました。LGBTコミュニティで知り合った、五歳年上のエマは当時すでに三〇歳を越えており、付き合い始めるとすぐに子どもについての議論に直面しました。子どもはほしくないという拒絶感が解けたのは、友人からの、パートナーが産みたいというのを止めることはできないんじゃないかという一言。とはいえ、自分は母親ではないし、「エマに産ませてあげよう」というエリーの消極的な態度は、娘のシルヴィアが生まれてきても変わらなかったようです。

それでもエリーは、生殖医療を施してくれる病院を探すことには協力しました。彼女たちが情報を求め始めた二〇一二年には、すでにインターネット上に情報が多くあり、またパリには同性愛カップルの子どもに関して相談できる団体（APGL: Association Parents Gay Lesbian）もあり、エマはそちらに出向き交流を重ね情報を得、エリーはインターネットで情報を収集しました。当時、生殖医療を不妊の婚姻異性カップルに限定していたフランスでは医療を受けられませんでした。排卵日を特定するとすぐに病院で生殖医療を受けなければならないのですが、電車でわずか一時間の距離に格好の隣国のベルギーがあります。パリ＝ブリュッセル間の特急はTHALYS（タリス）という名ですが、レズビアンたちが人工授精のためにベルギーに行くことをBABYTHALYSと呼ぶようになるほど、多くのパリのレズビアンたちがその列車を利用しました。

エリーたちは、ベルギーの病院のなかから、オランダの精子バンクと提携している病院を選びました。彼女によると、ベルギーでは精子提供者（ドナー）は匿名であることが法律で決められているものの、その病院だけが密かに「半匿名」の方針をとっていたからでした。半匿名というのは、このクリニックでは、子どもが一八歳になった時点で、子ども本人が望めば、ドナーに会うことはできないけれど一定の情報が開示されることになっているしくみです。彼女たちは双方ともに、ドナーについての情報には関心はなかったものの、子どもが将来、どのような人がドナーだったのか知りたくなった場合に備えて、全くの匿名という選択を避けました。またオプション料金を支払えば、その病院では予めドナーを選ぶことができましたが、彼女たちはドナーを選ぶようなことはしたくなかったと言います。エリー自身は、この時点ではいまだ子どもをもつことに積極的になれなかったので、ドナーを選択することは負担にすら感じていました。ドナーは選べないことになっていましたが、初診のさい二人の外見に似たドナーを病院側が選んでいるような印象をもったそうです。そもそもオランダの精子バンクなので、西洋人である二人の特徴を備えたドナーは見つかりやすいのかもしれません。実際、フランスに住むエリーの友人で、自分たちに似た特徴をもつドナー探しに半年もかけた中国人とモロッコ人のカップルの話をエリーは聞いていました。

女性二人が子をもとうとするさい、ドナーとの将来の関係についてはさまざまな考え方があるでしょう。フランスで話を聞いた三組はすべて、エリーの情報にもとづいてドナーを得たカップルだったので、彼女たちはみな、知人の男性に頼むという選択肢を考慮したものの、最終的に、ドナーはあくまでドナーで、自分たちの家族との関わりは最小限に抑えたいと考えました。エリーの場合、子を育てるなら養子でもよいと思っていましたが、エマが、ドナーの精子で自分が産むほうが親子関係が複雑にならずによいからと、養子という考えは退けられました。

マリア／ミッキーも、ドナーを選べないが、後でドナー情報の開示請求ができるという点で、同じ病院を選びました。ドナーを探すさい彼女たちは、まるでカタログから人種やその人の能力を選ぶようなやり方には倫理的な反感をもっていたので、ドナーを選べない病院の方針を良いと思ったといいます。またドナーは半匿名が望ましいと思ったのは、将来父親のことを聞かれたときに、なにもわからないのでは子どもがかわいそうだからで、その病院から提示された書類には、具体的にどのようなドナー情報が開示されるかは、開示自体がベルギーでは違法なため特定されていなかったものの、将来必要になるかもしれない医療情報などが例としてあげられており、安心したそうです。二人にも精子提供者となることをお願いできそうな友人はいましたが、ミッキーと出会うまで異性愛者だったとの自認があるマリアは、子の親が三人になるような状態は、自分の親の了解は得られないし、生物学

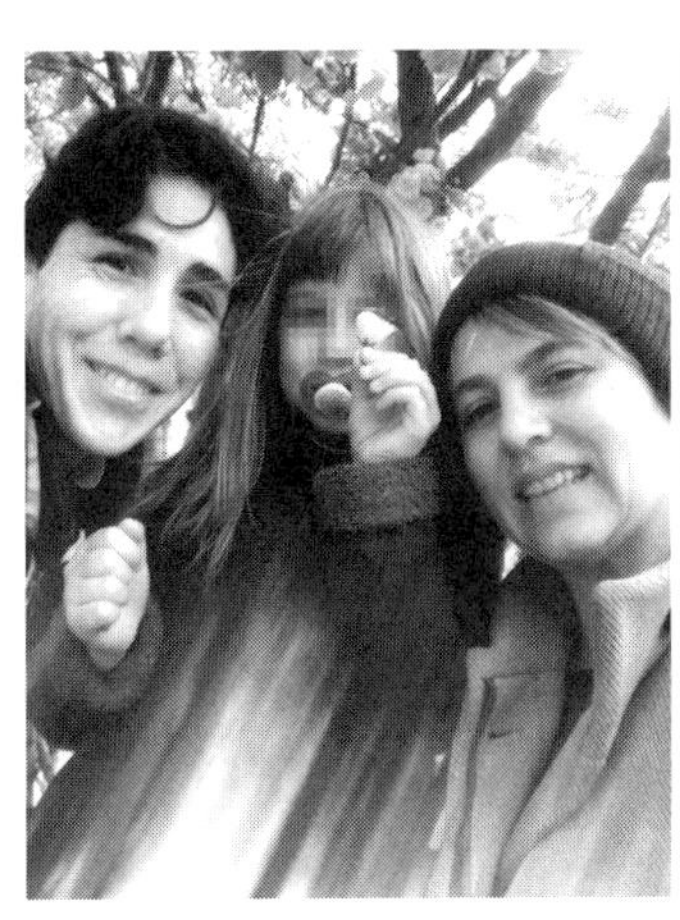

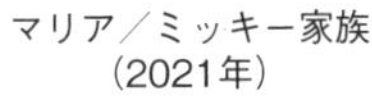
マリア／ミッキー家族
（2021年）

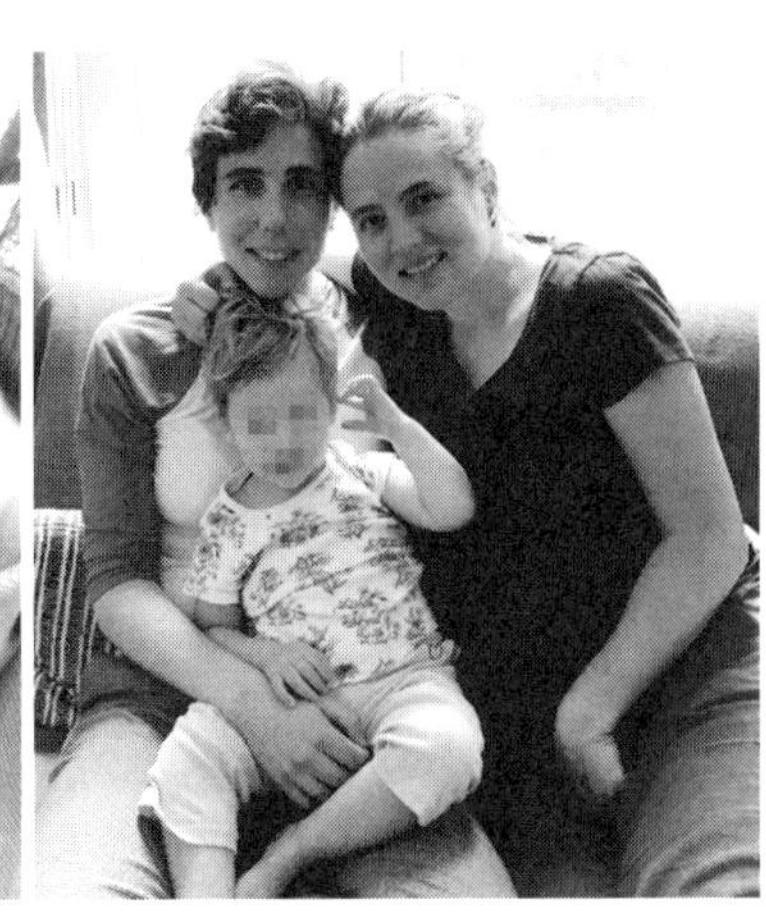
マリア／ミッキー家族
（フランス、インタビュー当時）

的父親と今後どのような関係を築いていくべきかを考えると、やはり関係が複雑になるからと、二人で話し合いの結果、精子バンクを利用することに決めました。大きなゲイ・コミュニティのあるカリフォルニアなどでは、子どもと関わる大人は多いほうがいい、子どももそうしたコミュニティのなかで育てるのがよいという考えもあります。それは理解はできても、マリアにとっては、愛するミッキーとの子育てが自分にとっての自然な関係のあり方でした。彼女たちは、同じドナーから一〇回分の精子を購入。マリアもまた一回目で妊娠したので、のちにミッキーが二人目を妊娠するときのために、インタビュー当時は冷凍保存中でした。なお、精子提供を受けた当時、マリアもミッキーもまだ大学院生。フランスでは同性カップルが生殖医療を受けることが認められていなかったため、ベルギーで精子提供を受けるのにかかる費用（交通費含め約四〇〇〇ユーロ）は健康保険ではカバーされません。学生である彼女たちにとってはとりわけ重い経済的負担でした。

ジュリー／ジャンも、精子バンクではなく知り合いの男性に頼むということを一考していました。ただ、彼女たちは相応しい人を思いつかず、お金のやり取りなども複雑になることを懸念し、ためらわず精子バンクを選びました。彼女たちによれば、フランスのフェミニストは、精子バンクを利用するのが一般的とのことです。彼女たちは、六回分の精子をまとめて購入しており、ジュリーも一回目で妊娠しています。冷凍保存されている五回分の精子を使って、つぎはジャンが、息子が二歳に近づいた頃に、人工授精をする予定です。なお、冷凍保存は二年契約で、延長の場合は追加料金が発生するので、そのことも、二人目のための施術の時期を少なからず左右します。

子どもへの説明

パリの三組のカップルは同性婚が認められた二〇一三年以降に結婚し、子どもを授かりました。ですから、インタビュー当時、まだ子どもは小さく、これからどのようにドナーから提供された精子を利用したことを子どもに説明するかといった、将来についての考えを聞くことしかできませんでした。エリーは、この質問に、すでに離婚したエマとの関係について詳しく語ってくれました。子どもにとって自分を取り囲む親の状態、関係は、当然大きな影響を与えるからです。

すでに触れたように、エリーは、娘のシルヴィアが生まれた当初、あくまでシルヴィアはエマが産んだ子であると、子どもの存在に喜びを見出せませんでした。ただ、現実問題としてエマが一人で育てることはできないので、養子縁組をして子育ての責任を分担することにしました。シルヴィアが生まれた頃、エリーは週のうち三日は仕事でパリを離れなければならなかったのですが、パリに滞在している間は自分がシルヴィアの世話をし、とくにエマの睡眠時間を確保するために、夜は彼女がシルヴィアと過ごす暮らしをしていました。エマの生活を安定させること含め、共同生活者としての責任感からシルヴィアの世話をこなす一方で、シルヴィアはエリーの時間を奪う存在でもあり、苦悶することもありました。そんななか、シルヴィアが一歳半になったころ、エマとの関係が破綻します。エマとの関係が悪化したのは、シルヴィアの存在とは関係がない理由で、お互い納得したうえでの離婚でした。

その頃から、エリーのシルヴィアへの気持ちは変化していきます。エマはもはや家族ではない一方で、シルヴィアは大切な家族となります。シルヴィアのために、エマの家の近くに今も住み、以前のようにエマと一週間交代というシフトで、エリーは変らずシルヴィアの母としての生活を続けることにしました。シルヴィアが二歳になったころ、エマと大きな喧嘩をし、シルヴィアといる時にも決してエマのことを話題にしない一時期がありました。すると、ちょうどその時くらいから、シルヴィアは常にかばんに自分の持ち物を詰めて、そのかばんをずっと手離すことなく手元に置くようになりました。次第に大きくなっていくそのかばんを見て、エリーは心配になり心理士に相談します。シルヴィアは、まだ小さくて時の計算ができず、突然片方の親がいなくなるのではと不安で、その不安がかばんの中身となって現れたという診断でした。

この診断に二人はショックを受け、その後はエリーは、シルヴィアがいる時はなるべくエマと電話で話したり、エマの動画をみせるようになりました。話す内容は事務的な連絡であったとしても、シルヴィアを大切に思う気持ちから、もう一人の親であるエマとの関係をエリーは大切にし始めました。

三歳になるとシルヴィアは、「どうして、お父さんがいないの？」と聞くようになりましたが、エリーは、マミー・エマとマミー・エリー二人のマミーがいて、シルヴィアはラッキーなんだと答えています。その後もシルヴィアは、お父さんがほしいというようになります。おそらく、保育園で他の子と比べてしまうか、友達からそのような質問を受けるのでしょう。エリーは、再度心理士に助言をもらい、「種」というメタファーを使って説明することにしました。「ベルギーにとても親切な男のひとがいて、「種」をくれた。その「種」がマミー・エマのおなかに入って、シルヴィアになったんだよ」と。

ジュリーとジャンたちは、二人目の子どもをもつことを考えるほど、家族としては安定した生活を送っています。出自についての説明も、ベルギーの病院でもらった、子に人工授精についてどう伝えるのかについての説明のパンフレットもあるしと、特段の不安を感じていません。ベルギーの病院にいく列車の写真など記録をとって、むしろ息子のジャックが誕生するにいたる、オリジナルな自分たちのストーリーがあることを誇りにしています。

マリアとミッキーもパンフレットは参考にしていますが、子どもへの説明については、きちんと専門家に相談しながら進めていくつもりです。娘のモリーが生まれる前は、出自に関する説明についてはよく話しあっていたものの、現在では年齢に応じて説明するべきだろうな、といった漠然とした思いです。フランスでは二人の母を題材にした絵本がたくさん出版されているので、そうした絵本を読み聞かせるのも一案です。ただやはり、モリーが言葉を覚え、周囲との違いに敏感になったりしたらどうなるのだろう、子ども同士でどのようなやり取りがなされるのだろうか、と将来の不安は拭えません。彼女たちは時代が変化するなかで、そうした不安が杞憂となることを願っています。

親になる、ということ

パリでインタビューに応じてくれた五人の方はすべて、結婚する、子どもをつくろうとしていることを親に伝える前に、自身のアイデンティティを親にカムアウトしています。マリアはそれまでは異性愛者としてのアイデンティティをもっていましたが、ミッキーと付き合いだしたときは、両親にすぐに恋人として紹介しました。ジュリーとジャンは一九歳の時に付き合い始めましたが、その頃は自身をとくにレズビアンだとは思っておらず、カップルになってから次第にレズビアン・アイデンティティをもつようになりました。エリーは、シングルマザーのお母さんがレズビアンだったことを小さい時に認識して、自身はむしろアセクシャルで他人を求める気持ちはなかったところ、二〇歳になってクィア理論に触れるなかで自分もレズビアンだと認めるようになりました。

それぞれの親の受け止めはさまざまですが、パリでのインタビューで共通していたのは、ｎｂｍの親が孫をとても嬉しく迎えていたという点です。ジャンの両親にとってはジャックは待望の初孫でした。エリーの母親は娘に子どもができることを期待していなかった分、そして自分もレズビアンのシングルマザーとして子育てをした経験も重なって、シルヴィアの存在を宝のように感じています。ミッキーの両親はテルアビブに住んでいますが、マリアの出身地コロンビアよりはフランスに近いからと、出産に立ち会ってくれました。長期の休みには、モリーと一緒に、ミッキーの実家に滞在することも定期的になり、三人のためにさまざまな支援をしてくれます。

また、みな仕事を持っているので、子どもは保育園に通ったり、家でナニー（子守り）にみてもらっていますから、周囲に子どもの出自について説明しなければなりません。子育てのしやすさで知られるフランスですが、パリでは日本の都市部以上に、保育園に子どもを預けるのは狭き門です。ですが、シルヴィア、モリーは、おそらくレズビアン・カップルの子どもだからという理由で、とてもすんなり受け容れてもらえたと感じています。パリの保育園では多様性を重視し、さまざまな背景をもつ子どもたちを積極的に受け容れるようにしているためではないかとのことでした。保育園の他の親もむしろ、好意的に彼女たちを受け容れてくれます。ただ、近所のひとや、工事などで家に来る、密接な関係があるわけではない他人は、女性二人が小さな子どもを連れていると、お父さんの存在を気にするようです。そうした人たちにどう応えるかは、臨機応変に対応を変えています。

ひとは、自分を必要としている存在に寄り添うとき、これまでにない広い関係のなかでのつながりを求めざるを得ず、また社会のなかで他者のケアをする自分という存在を受け止めてもらう必要に迫られます。親になるとは、子との関係だけでなく、自分の来歴を見つめ、自分の親や、時に故郷との関係を結び直し、今生きる社会で位置づけられた自分の立場と交渉を続けるなかで、徐々に、親としての自覚と社会的承認を得ていくものなのではないでしょうか。そのように考えると、フランスで生まれ育ち、学生時代からフェミニストとして活発に活動してきたジュリーとジャンたちの、ジャックとのユニークな関係を楽しむような、未来に対する構えのなさと、二人とも移民としてフランス社会で生きているマリアとミッキーたちのモリーの将来を慮る態度との違いも、親であることをとりまく社会環境が両カップルで異なることから生まれているといえるかもしれません。社会において全くの非力な子という存在が、それぞれの環境に左右されながら親性を作り上げるのであって、けっしてその逆ではないことが、彼女たちの経験から分かります。

二〇一三年五月一七日法「みんなのための結婚法」とレズビアンの子どもたち

私たちのインタビューを受けてくれたカップルはみな、「みんなのための結婚法」により、生物学的母であるパートナーの子を養子にすることで、ｎｂｍとして親権を得ることができました。

先述したように、フランスでは一九九九年にパックスが法的に保障され、同性カップルにもほぼ結婚と同等の権利が保障されたこと、また異性愛者のあいだでも、非嫡出子差別の廃止やカップル解消後の養育の在り方が、どちらか一方に託される原則から共同親権へと変化するなかで、結婚が父子の推定のための制度からカップル関係の制度へと変化したことなどの影響を受け、婚姻関係と親子関係が別々のものとして構築されるようになりました。したがって、フランスでの婚姻率はＥＵ諸国のなかでも低く、二〇一八年に結婚した人は、一〇〇〇人あたり三・五人でした（二〇一九年日本の婚姻率は、四・八人）。フランスの研究者のなかには、こうした現在のフランスを「脱結婚社会」と呼ぶひとさえいます［テリー 2019］。

ただ、インタビューのなかでも何度か言及されているように、フランスでは、同性婚の法制化には世論を二つに分けるほどの大反対の声があがりました。その他のヨーロッパ諸国と比べてみても、たとえばオランダで二〇〇一年に初めて同性婚が認められてから一〇年以上遅れ、また世界的には一四番目の法制化という経緯が示すように、決してその道は平坦ではありませんでした。

フランスにおいて反同性婚キャンペーンをする人たちのなかには、こうした法案を認めてしまえば、結婚と親子関係から性別がなくなってしまうといった主張や、「近親姦と獣姦の未来」が待っていると予言する人たちさえ現れました［テリー 2019: 13］。こうした訴えは、理想のフランス市民像や共和国の理念の訴えとも連動しながら、宗教界だけでなく多くの市民を動かしました。そして、その反対運動は、あからさまな人種差別をも露呈させることにもなります。

二〇一三年、同性婚の法制化に尽力したクリスチャーヌ・トビラ司法大臣は、フランス海外地域圏ギアナ出身で、かつての奴隷制を人道に対する罪として規定する二〇〇一年の法制化にも貢献していたことが相俟って、彼女が推進しようとする同性婚は、フランスのアイデンティティを揺るがすものとして強く批判されました。［Perreau 2016: 60］。

トビラ司法大臣に対する右派からの人種差別的な激しい攻撃と、グローバル資本主義によってフランス経済が停滞するなかで、国民にとってもっと重要な課題とされた景気回復や失業率の改善に取り組むべきという社会党政権内の同性婚法制化に対する後ろ向きな態度が重なり、二〇一三年の同性婚法制化は、妥協の産物となってしまいました。つまり、異性婚カップルには認められている人工授精などの生殖医療行為や、異性婚カップルであれば自動的に認められる配偶者の子どもとの親子関係は同性婚カップルには認められず、親子関係にないｎｂｍのパートナーは、婚姻後改めて養子縁組をしなければならないことになったのです。

フランスでの生殖補助医療

しかしこの後二〇一九年に、同性カップルの生殖の権利を制限していた生命倫理法を大きく改正する法案が出されました。

フランスでは生命倫理法は元々、一九九四年に制定されたものですが、ナポレオン民法典を引き継いだ民法の影響で、個人の身体の不可侵性、非財産制の原則が強く打ち出され、生命倫理の基本原則は、抑制的・制限的なものでした。したがって、生殖補助医療の利用についても、同じカトリック国のスペインやベルギーに比べても、非常に制限的で、不妊治療のためという医療的理由が求められていました。したがって、上記のインタビュー対象者たちも国内ではなく、デンマークやベルギーなど他国に精子提供とクリニックを求めたわけです。

しかしそれが、だんだんと、社会の要求やニーズを反映させねばならないという考えに傾き、同性カップルやシングル女性も生殖医療を受ける権利があるという原則で新たな法改正となりました。その背景として、本調査のインタビュー対象者たちもまさにそうですが、国内で禁止しても国外で医療を受ける人々が続出しているという事情も作用しました。「生殖ツーリズム」と総称されるビジネスが盛んで、専門のｗｅｂサイトも多数あるほどです。したがって、フランス国内で規制しても有効性がないというだけでなく、この現状では生殖ツーリズムを利用できるような経済的余裕がある人は国外で子どもを作れるが、貧しい同性カップルは子どもが欲しくとも海外に行けず作れないという、生殖において貧富の差が出てくることは良くないと考えられるようになったと言われています[3]。

新たな生殖倫理法案は、マクロン大統領の二〇一七年大統領選挙の公約に基づき、二〇一九年七月に閣議決定されて国会に提出されたもので、異性間カップルに限定されていた人工授精を未婚女性やレズビアンのカップルなどを含むすべての女性にとっての権利と認め、公的保険が適用されることや、女性同士のカップルの場合でも双方を人工授精で生まれた子どもの両親として認める規定が盛り込まれています[4]。二〇二一年六月八日、この法案は国民議会（下院）で可決され、八月に発効。この新法が今後のフランスでの女性たちの家族形成の事情に大きく影響することはまちがいありません。

2 イタリア・ローマおよびパレルモ

イタリアでは三組の女性カップルに話を聞くことができました（いずれも二〇一八年八月）。シチリア州パレルモのドッティ／クリスはいずれも四〇代で子どもは女の子が一人、ローマ郊外のコンスタンザ／モニアは一二歳と六歳の二人の子どもをもつ五五歳と四三歳のカップル、ローマ市内のカリフィア／キャシーは、一一カ月の女児をもつ三〇代後半のカップル。どのカップルとも、子どもも交えてにぎやかな中でのインタビューとなりました。二組にはすでに小学生の子どももいます。インタビューではドナーのことや、女性カップルそれぞれの性的指向やカムアウト等についてもたずねるが、子どもに聞こえても構わないか、とインタビュー前に聞きましたが、「子どもの前でも話して大丈夫、なんでも率直に話しているから」とのことでした。

国外のクリニックで

イタリアでは同性カップルが精子提供を受けて生殖医療を受けられるクリニックはありません。ですから、国外の生殖クリニックを利用するのが定番。コンスタンザたちはベルギーとデンマークで、ほかの二組はスペインで、これはいずれも先達のレズビアンマザーたちからの情報です。このほか、ギリシアやオランダ、ロシアでも生殖医療を受けられます。国外とはいえ、ロシア以外はEU圏ですから、パスポートも不要で時差もなく、交通費も数千ユーロで済みますから（もっとも時期の早いモニアたちの場合は三五〇〇ユーロだったそうです）とても重い負担ではないようです。とはいえ、トライ開始後すぐにうまく受胎できるわけではないのは洋の東西を問わず。モニアたちの場合は、最初の妊娠に成功したのは四年目、七回目の挑戦でだったそうですし、キャシーたちの場合もカーラを授かるまでに三年かかりました。こうした長く苦しい期間にカップルの関係が壊れてしまうケースも珍しくないそうですが、コンスタンザはしっかりとあたたかく支えてくれた、とモニアは振り返ります。

どちらが産むか、どちらも産むか

日本のケースと同じく、一方が子どもを産みたいと以前から希望していた、逆にもう一方は妊娠出産はイヤなのでそちらが産むのが自然だった、というコンスタンザたちのケースもありますが、イタリアのカップルの二組は両方、産みたいと願っていました。どちらが産んでもよかったのだが、二人とも高齢なので若い方で、と医者に言われてクリスが妊娠したクリス／ドッティのカップル。

キャシーとカリフィアのカップルでは、まず年上のキャシーから産むことにしてカーラをもうけましたが、このとき得た三つの受精卵の残り二つはクリニックに凍結保存してあり、次子はこのキャシーの凍結卵子でカリフィアが産む予定です。「こうすることで二人ともが biological mother になれ、しかも子どもたちは血がつながっている」と二人は言います。

クリニックでの精子提供が容易に受けられることから、イタリアでは（他の国でも、ｎｂｍの兄弟からの提供といった特別のケースを除いて）、日本ではまず第一の選択肢となる「セルフヘルプ」方式は使いませんが、それゆえに、生殖技術の力で、こうしたいっそうユニークな家族の形が実現できるわけです。

ドナーは匿名でかまわない――子どもにどう伝えるか

イタリアでは上述のように、ヨーロッパ各国のクリニックが利用されているのですが、ドナー情報についての規制や方針は国によって違います。

スペインではドナーは、女性二人の生物学的特徴と合うようにクリニックが選ぶそうですが、ドナーは完全に匿名制。スペインで受胎したキャシーたち、ドッティたちは、ドナーは遺伝学的医学的検査を受けており、心配ないと言います。

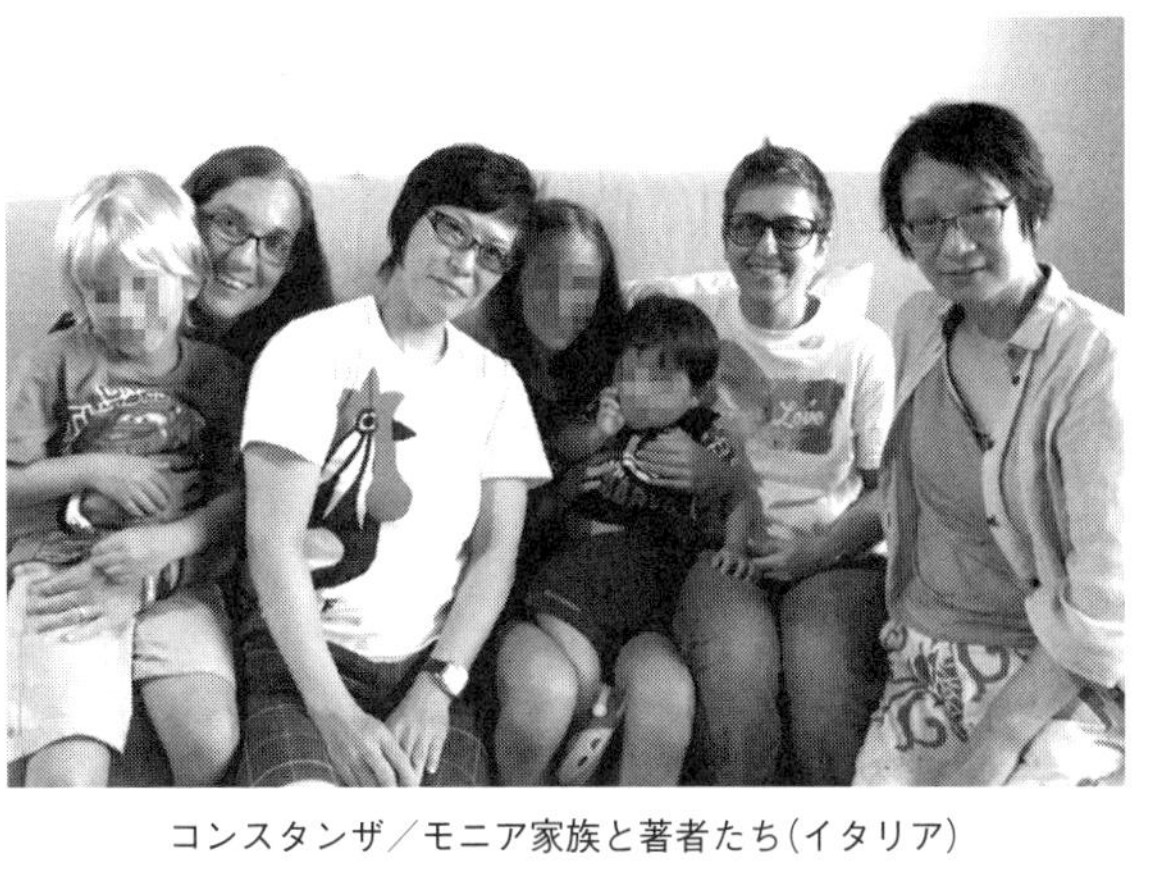

コンスタンザ／モニア家族と著者たち（イタリア）

コンスタンザ／モニアは、第一子はベルギーで、第二子はデンマークで受胎しましたが、いずれもドナーは、母親の生物学的特徴や血液型、エスニシティを勘案してクリニックが決めるそうです。ベルギーは当時、ドナーは匿名制で、デンマークは匿名か子が一六歳になったときに知ることができる選択がありましたが、上の子のドナーが匿名だったので、匿名を選びました。つまり、私たちが話を聞いたイタリアの三組はすべて、ドナーは匿名なのです。

生殖医療におけるドナーの匿名性／ドナー情報が開示されるかは、非常に重要な問題です。かつてのＡＩＤ（非配偶者間人工授精）ではドナーが匿名であるのが当たり前のことでしたが、「子どもが出自を知る権利」が注目されるようになり（実際、出自がわからないことに苦しむ子もいます）、ドナー情報の開示、少なくとも子が一八歳に達したときに希望すれば開示される、などを条件とする国も増えてきました。しかし提供する側の男性からすれば、そのことによって提供に後ろ向きになることもあるでしょう。

そこで、私たちは、ドナーが匿名ということは子が思春期になって出自がわからないことになるがどうか、とキャシーに突っ込んでたずねました。それに対しては、懸念する気持ちは多少あったが、今では子にとって、親ではなくドナーでしかない、と割り切って考えているとのことでした。もちろん、それはあくまで親の思いであって、将来子どもがどう考えるかは未知です。

ただ、彼女たちはごく幼いころから子どもたちに「親切な外国のおじさんがタネをくれた」と教えています。まだ子どもが一一カ月のカリフィアたちも、幼いころから真実をすべて言うつもりと話していて、「父がいるふりをするのはカーラにフェアでない」と言い切っています。

詳しくは第4章第一節で述べますが、こういう彼女たちを見ていると、子どもがＡＩＤで産まれそのことを隠されていた場合とは違って、「父親は誰なのか」と子どもたちが悩むことになるとはちょっと想像しにくいのです。「父」と考えるならばその人物はどのような人かと「出自」を知りたくもなるでしょうが、あくまで「タネ」「精子提供者」として子どものころから理解していれば、「その人物」は誰だろうとまで考えるでしょうか。「子どもは出自を知る権利がある」というのは、「子どもは実の父と母から生まれる」という考え方があまりに自明なところからの発想かもしれません。キャシーが言っていたことですが、すでにイタリアでレインボーファミリー（同性カップルと子どもたちより成る家族。詳しくは後述）は数百以上におよび、シングルでも精子提供により男性パートナーなしで子を産み育てたい女性、実際にそうしている女性も出てきており、現実は変化しているのです。

精子提供による女性たちの家族形成の現実からは、子どもは父母から生まれるのではなく、「子どもは精子と、母の卵子と母胎から生まれ、育てるのが母たち」というのも一つの紛れもない子どもの出自だと思えます。

親たちの反応

イタリアと言えば、「家族の絆」が有名。毎週末、マンマの手料理を囲んで家族一同がにぎやかに勢ぞろい——そんなイメージがあります。実際のところ、話を聞いた方々も、家族全員で、あるいは近居のきょうだい家族とよく食事をする、とのことでした。そんな強い家族の絆のなかで、女性カップルで子どもをもつという決断は、高齢で宗教心も篤い親たちにどう受け止められたのでしょうか。

三組のカップルの六組の親たちのうち、やはり、まったく問題なく受け入れてくれた、賛成してくれた、というケースはほとんどありませんでした。女性パートナーのことはすでに「家族」として受け入れていた場合も、子どもをもつとなると、抵抗感を示したという親たち。「父無しの子を産むなんて」と反対したカリフィアの母親がその典型です。

でも、よく聞いてみると、親自身が反対、ということだけでもないようです。親自身は熱心なカトリックで保守的、でも娘が女性パートナーと子どもをもつことには賛成だったり、特に反対ではないけれども、社会や周囲の反応を心配して、というコンスタンザやクリスの場合。ドッティの母や兄も、どちらとも言えない、という態度でしたが、ＬＧＢＴファミリーの理解を促進するアニメーションを作ったとき、その費用を寄付してくれました。

それでも、子どもが生まれるととてもかわいがってくれるというのは、みな共通していますが、やはり、宗教心の強い土地柄というのは微妙な影響があるようです。

ドッティたちが言うには、両家の家族は今は自分たちのことを完全に受け入れ、尊重してくれている。でも敬虔なカトリック信者なのでメンタリティとしては受け入れるのが難しいのだ、と。そんな風に完全に理解受容してくれないことをどう思うか、とキャシーに質問すると、それは彼らの考え方だから尊重する。彼らは私たちの考えを尊重してくれているのだからそれでいい、という答え。愛し合いながらも互いの価値観を尊重するということなのでしょう。

周囲の反応、社会との闘い

親や親族からはこうしてあたたかく迎え入れられる女性カップルとその子どもたち。彼女たちは、社会に存在をアピールして、普段のようす、存在を見せることが大事、と語ります（コンスタンザ）。教会、スポーツジムなど、あらゆるところで二人のママと子どもたちの存在が当たり前であることをアピールします。また、彼女たちは、同性カップルのママたちと子どもを描いた絵本やレインボーファミリーを描くビデオの制作にも取り組んでいます。幼いころから、多様な家族がいることを知りつつ成長してほしいと。

それでも保育園や幼稚園、学校ではいろいろなチャレンジがあります。「お父さんの日」「お父さんへの詩を書く」、こうしたイベントでは、女性カップルの子どもたちだけでなく、シングルマザーの子どもたちも疎外される思いを抱いてしまう。こういうときには、排除される子がないように園や学校に相談して問題解決を図っています。同級生の親に熱心なカトリック信者もいて、否定的な意見を言われたりすることもありますが、その他の大勢の親は、そういう意見は無視してくれるそうです。

クリスとドッティも、差別はないし、いやな思いをしたこともないと言います。学校には説明をしていて、教師たちはクリスたちのような存在は多様性を教えるためにも重要と考えてくれているそうです。

カリフィアとキャシーは、もしネガティブな反応に遭ったら自分の家族のためにたたかう用意がある、でも、実際にはそうした反応に遭った経験はないと言います。そういうネガティブな見方をするのは政府と教会だけだと笑います。そしてもっとも厳しい否定派である教会自体も、一枚岩ではありません。カリフィアとキャシーによると、レインボーファミリーのメンバーに司祭がいて、娘のカーラは彼の司式で洗礼式もしたそうです。両方の祖父母も参列し、とても感動的な式だったとか。

こうした経験からコンスタンザは、政府は同性婚や同性カップルの子育てにまだまだ後ろ向きで、社会が準備できていないと言うが、それは違う、と考えています。社会は準備できている、政府ができていないだけと断言します。

たしかにイタリアで話を聞いた女性の親たちも、社会の否定的な受け止め方を予想して彼女たちの出産に懸念を示していました。カリフィアとキャシーも、カーラの将来に心配がないことはない、差別を受けたり他の子どもからのいじめなどもあるかもしれないと言います。しかし、反面、社会はどんどんよくなっていると楽観しているし、そのために闘いたいという彼女たちのポジティブな姿勢に感銘を受けました。また、地中海に浮かぶシチリア島のパレルモに住むドッティたちは、パレルモは歴史的に人種、宗教の面で多様性があって、子育ての環境としては良いと言います。

ｎｂｍが法的母となるために

状況は多少変化しつつありますが、イタリアの女性カップルたちにとって、もっとも重要な課題は、ｎｂｍが法的な母として認められること。産んだ方の母ｂｍは言うまでもなく妊娠出産の事実によって母としての法的な地位がありますが、カップルのもう一方には子どもとの法的地位がなく、母子関係が不安定でさまざまな不利益不具合が生じるのは、日本のケースで詳しく紹介したのと同様です。

イタリアの場合は、カップルがシビルユニオンを結んでいても（イタリアでは同性婚はまだ認められていませんが、婚姻に準ずる地位を与えるシビルユニオン法が二〇一六年にできました）、子どもが自動的に二人の子になるわけではありません。しかし事情は日本よりはだいぶマシで、養子縁組と同様の手続きをすることによってｎｂｍも母としての法的地位を得ることができます。弁護士を雇って、ｂｍの同意証明書を添えて児童裁判所に申請すると、ソーシャルワーカー・心理学者等からの面接を受けます。最初は親が、それから親子で、また彼女たちの親にもインタビュー調査があります。小学校や家庭への訪問もあり、きょうだいの面接がある場合もあります。そのうえで裁判官が認めるかどうかの決定を下します。

モニア／コンスタンザの場合、同性カップルの親が二人とも親になれる法律ができるのを期待していましたが、なかなか実現しないので、上記の養子縁組をする方法に踏み切りました。彼女たちの場合、生殖医療もいっしょにしたし、家も共同で所有しているので手続きはシンプルなほうでしたが、以前の結婚での連れ子などの場合はより難しいそうです。彼女たちは養子縁組を一年半で認められましたが、なかには検事が反対して控訴するケースもあり、最高裁までいって四年かかった場合もあるそうです。なお、彼女たちの場合で弁護士費用が二五〇〇ユーロかかりましたが、長期化すればもっとかさむことになります。なお、この手続きで、二人の子どもたちのファミリーネームは、めでたく、二人の姓を併せたジョイントファミリーネームになりました。

ただし、この手続きは一般の養子縁組とは少し違っていて、孫子関係は認められません。つまり、nbmであるコンスタンザの母は法的には祖母と認められず、財産相続の権利は無いのです。それに、彼女たちがしたような手続きは、ケースバイケースで、こうした手続きについての経験がある有能な弁護士かどうか、裁判官が保守的だったりしないか、などが決め手になります。次項で紹介するレインボーファミリー・アソシエーションは、このような情報のために非常に有用で、弁護士の専門的な協力もあって、理解ある弁護士を紹介してもらえるとのことです。カリフィアとキャシーも、この法的手続きの準備中ですが、どんな裁判官にあたるかが決め手、と言っていました。

ただし、イタリアは、よく知られた地方分権の国。各自治体で違いがあります。クリスとドッティによると、二〇〇四年に婚姻カップルに人工授精が法的に認められるようになったこと（実態としてはそれまでにも行なわれていたのですが、さすがカトリックの国、タテマエとして人工授精に厳しかったようです）と、シビルユニオンを組み合わせて（前者は異性の婚姻カップルに限定しているわけではないので）、シビルユニオンを結んだ同性カップルの子を二人の子だと認めると解釈できるとしている市もあります。そのなかに、トリノ、ボローニャ、カタルーニャが含まれ、パレルモ市もその一つです。ローマはバチカンのお膝元ですから保守的で、まだ実現していません。パレルモ在住のドッティ／クリスの家族の場合は、ドッティは父親と同じ存在だと認められており、娘のカミーユを手続きを踏んで養子にしているわけではないのです。

レインボーファミリー・アソシエーション

子どもをもつ同性カップルたちの団体である Famiglie Arcobaleno（レインボーファミリー、虹色家族）は、彼女たちのような家族の権利を拡充し社会的な理解を広めることを目的に設立されました。コンスタンザとモニアのカップルは、その創立時からの中心的メンバーです。二〇〇四年にスタートしたときは、ローマやナポリ、トスカーナ、ミラノに住む一二のレズビアンカップルだけでしたが、私たちが話を聞いた二〇一八年時点では、メンバーは全国にまたがって八〇〇ファミリー、一二〇〇人近くに上ります。レズビアンだけでなく、ゲイ男性たちが三〇％を占めます。子どもたちは全部で四〇〇人以上いるそうです。

ゲイ男性たちが子どもを持つには、卵子提供だけでなく代理母を必要とすることから、女性身体の搾取につながると反対する人々もいますが、彼女たちの団体はその点についての倫理的判断は個人的なこととして、ゲイファミリーも加入しています。なお、そのゲイファミリーたちは、カナダやアメリカで代理母を見つけているそうです。

当初はこの団体は、子どもをもつ、あるいはもちたいと願っているレズビアンたちの情報交換の場として始まりました。当時は、同性カップルが子をもつことが認められていなかったため、その権利を求める運動を起こすことが第一の目的でした。その権利が認められなければ、カップルが離別した場合、ｎｂｍは無権利になる問題がありましたし、子どもたち同士のネットワークのためにも活動を始めたのです。彼女たちの団体は、毎年、トスカーナでバカンスを兼ねて総会をもち交流しあっています。情報交換の内容は、前項で触れたような、弁護士や法律に関わることから、子どもに親たちをどう呼ばせているか、学校ではどうか、ホームドクターにどう話すか（イタリアではホームドクターを必ずつけます）など日常の生活にかかわることまで、子どもをすでにもっているカップルとこれから子どもをもとうとしているカップルが交流し合い、知識や経験、情報を共有します。

最初は、直接には顔を会わせずもっぱらインターネット上での情報交換でしたが、ある年に一〇月のトスカーナで全国から集って、バカンスを兼ねて総会をしました。同性カップルから生まれる子どもたちの数もまだ少なかったので、同じ立場にある子どもたちが交流するという目的もありました。今では、年二回総会、年ごとに五月はアドリア海のどこかで、一〇月はトスカーナで、にぎやかに顔を合わせています。組織の現在の目標・課題は、何よりも、子どもが生まれてすぐにカップル二人の子と自動的に法的に認められることです。とくに現在の政治的状況から（右派が優勢）は、シビルユニオンにその条項を加えるのは難しいので（シビルユニオン法ができたときもその条項は考えられていたのですが、これがあると法の成立が不可能になる、と削除された経緯があります）、必須の課題です。前項で述べたように、各家族たちがそれぞれ、「二人の法的母」を認めてもらうのに費やしている膨大なエネルギーと資源を考えれば、全くうなずけることです。

3　アイルランド・ダブリン

私たちはケースは少ないですが、アイルランドでも二〇一九年八月に調査を行ないました。ヨーロッパ調査の一つの狙いは、イタリア・アイルランドなどの、同性婚や生殖医療に対して厳しい姿勢を保持しているカトリック国で、精子提供によって子をもつ女性たちが、カトリックの姿勢をどう考えているか、カトリック信者が大半である社会のなかでどのような問題を抱えているかを知ることでした。というのは、イタリアはカトリックの総本山であるバチカンのお膝元、アイルランドはイギリスとの対抗上もカトリックが政治的にも非常に強力な基盤であるからです。なにしろカトリックでは結婚は神の秘蹟として、離婚は教義上、認められていません。それでもイタリアをはじめカトリック国ではほとんど民法上の離婚は一九七〇年代以降、長い別居期間を要するとはいえ、認められるようになっているのですが、アイルランドではいくらなんでも時代に合わないと、国民投票の末、離婚がやっと合法化されたのが一九九六年でした。妊娠中絶にも厳しく、生殖医療や同性婚にも教会は相変わらず反対の立場で、社会全体にも影響を及ぼしていました。ただ、私たちのインタビュー時には、アイルランドで国民の関心が高い中絶や同性婚については、市民の熟議を活性化させることを目的に、国民投票で賛否を問おうとした「アイルランド市民会議プロジェクト」の活動によって、同性婚（二〇一五年）も中絶の権利（二〇一八年）も認められるようになっていました。

そして興味深いことに、アイルランドでの私たちのインタビュー対象者の答えはおしなべて、「宗教はどうでもいい」というものでした。いまなお少なからず社会に存在する彼女たちのような家族をとりまく法的制限は撤廃しなければならないが（インタビュー対象者の中にはそのための運動を担っている方もありました）、教会がどう考えようが関係ない、神に認めてもらおうなどとは思わない、という言葉は少し意外にも思う一方、それだけ宗教のプレッシャーを人生を通してはねのけてきたゆえの強さを大いに感じました。

精子提供者が子育てに関わるケース

アイルランドでの調査では、首都ダブリンに暮らす、二つの家族から話を聞きました。

たまたま出会えたたった二つのケースに過ぎませんが、彼女たちは、これまで聞いたケースとは異なる、興味深いやりかたで子どもをもうけていました。

ラディカとラファエラのカップルには、一三歳と八歳の二人の娘がいて、ラディカが両方のｂｍですが、精子は二人ともラファエラの兄サムから得ました。サムはゲイで、子孫がほしいからと快く引き受けてくれ、ラファエラとラディカ二人で排卵のタイミングを見計らってサムのいたロンドンまで飛行機で精子を受け取りに行ってセルフヘルプで受胎に成功しました。孫の誕生を、ラファエラとサムきょうだいの親たちも喜んでくれたそうです。サムと子どもたちには法的な親子関係は存在しませんが、彼は子どもたちにとって叔父でもあり、年に三回くらい遊びに来てくれ子どもたちの成長を見守っています。子どもたちも彼が大好きで、彼が来るのを楽しみにしています。子どもたちには幼いころから「おじさんがタネをくれてあなたたちが産まれた」と説明しているので、サムがFatherだと知っていますが、Dadではないと理解しているそうです。

もう一つの家族、サビネと一七歳の息子シモンの場合は、また違う事情です。サビネは思春期のころからレズビアンの自覚があり、シモンを産む前にも複数の女性と付き合ったりともに暮らしたりしてきました。でも、子どもがほしいという思いが強く、女性パートナーと生活しているときに、精子を得て妊娠することを目的として大学時代からの男性の友人と互いの了解の上で「結婚」し、子どもをもうけたのです。実際の結婚生活をする気はまったくなく（彼のほうも了解済み）、一度も一緒に暮らすことはしませんでしたが、彼は父としてシモンの育児に関わることを望み、シモンは幼いころから彼のところで毎週泊まって世話をしてもらうなどして、サビネと女性パートナーと男性の三人が親として子育てにかかわりました（この女性パートナーとはシモンが七歳の時に関係が終わったそうです）。サビネは今はダブリンからは離れたところで仕事をしているので、ダブリンの学校に通うシモンは、この父と暮らしています。サビネも、ダブリンに戻って来る時は彼らの住む家で過ごします。

シモンが一三歳の時からサビネは現在のパートナー女性といっしょに暮らしています。ＴＶ局に勤めるディレクターである彼女をシモンは「クール」だと思っており彼女の持つ別荘をシモンが友達と使わせてもらったりするなど、良好な関係だそうです。

このようにアイルランドで私たちが話を聞いた二組とも、現在のヨーロッパでは一般的になっている精子バンクとクリニックを用いた妊娠出産ではありません。今はアイルランドでも、スペインやデンマークの精子バンクから精子を得てクリニックで体外受精により妊娠でき、実際にそうして子どもをもうけている女性たちがいるので、おそらく、この二組の女性たちの年齢が多少高く、クリニックの利用が一般的になる以前だったから、というのが理由なのでしょうが、精子提供者がFatherとして子育てに関与している、興味深い例だと思います。

教会や近所との関係

ラディカはドイツ生まれでカトリックではないのですが、アイルランド生まれのラファエラもサビネもどちらももちろんカトリックで、世代的に、親たちは毎週教会に行くことを欠かさない敬虔なカトリック教徒。カトリック教会は、同性カップルの子どもには洗礼しないそうですが、同性愛に理解があって個人的に司式をしてくれる聖職者もいます。サビネの母親はシモンに洗礼を望んだので、サビネはそうしました。

ラファエラとラディカは、子ども二人に洗礼していませんし、教会にも行っていません。ラファエラは子ども時代は両親に連れられて毎週教会に行っていましたが、一〇代後半で行くのをやめました。彼女たちは、教会のことはまったく気にしていないから教会に変わってほしいとも思わない、とはっきりと言っていたのは印象的でした。保守的なカトリックの規範の裏で、社会は変化しているのだ、と。

どの女性の親も、このサビネのお母さんの洗礼についての思いのように、彼女たちが子どもをもうけるにあたっては教会や周囲の保守的な態度を心配したそうですが、親自身はとてもサポーティブであったと言います。また、ラファエラたちは、近所の反応を少し懸念していたそうですが、実際は二〇〇〇年に今の家を買ったとき、近所の人は二人が同性カップルだと知っていて、受け入れていました。そして最初の子が生まれたときは、この通りに子どもを連れてきてくれてありがとうと言ってくれたり、花束を持ってきてくれた人もいたそうです。職場でも、ラディカの上司はレズビアン女性で全く問題なし、また、ラディカは母乳で子育てしていたので、地域の母乳グループに参加していたのですが、そこに来ている母親たちは、みんな夫を同伴していました。ラディカはラファエラと行き、二人の関係を話しました。女性たちは驚いていたようでしたが、特に嫌なリアクションはなく、どうやって子どもを作ったのかにみな興味があったので説明したそうです。このあたりは、女性二人で子どもをもうけることに想像が及ばない日本の場合とは大いに違うところです。

ＬＧＢＴを受け入れている子ども世代

この二組の家族の子どもはもうだいぶ成長しているので、普通とはちょっと違った家族の状況についての反応を、子ども自身が経験しています。ネガティブな反応を怖れてサビネはシモンに対して、友達に言わなくてもいいよ、と言っていたそうなのですが、アメリカのＴＶドラマ Modern Family（養子をとって子どもを育てているゲイカップルなど、多様な家族が登場する）の人気などもあり、子どもが友人たちから家族のことでいじめられることはないようです。先に触れたように、シモン自らサビネのパートナーの別荘に友達を連れていったりもしており、彼らの世代では、むしろＬＧＢＴはクール、と受け止められているといいます。

ラファエラとラディカの娘たちはシモンより少し年少ですが、二人の通っている学校（公立）は小規模でとても進歩的な学校で、同性婚が国で認められる以前からゲイポリシーを持っています。九五％がカトリックですが、宗教的にも寛容です。現在の校長先生もゲイ、その前の校長はストレートですがとても理解のある人だったそうです。私たちのインタビューに娘たちも同席していたのですが、家族のことを何も恥ずかしいと思っていない、まったく問題ないと二人そろって答えていました。階層や地域による違いはあるでしょうが、まさに、ラファエラたちが言うように、「子どもたちの世代はＬＧＢＴを受け入れることにまったく問題はない。大人が問題」という状況にすでに来ているようです。

4　ノルウェー・デンマーク

ノルウェーでの女性カップルの経験（二〇一八年一〇月インタビュー）

ノルウェーで子どもをもうけたリルとテレサは、三八歳と四一歳のカップル。二歳五カ月の女児と一一カ月の男児がいます。彼女たちはイギリス在住ですが（リルはオーストリア国籍、テレサはイギリス人ですが父親はノルウェー人とイギリス人のハーフだそうです）、ノルウェーで暮らしたことが子どもをもつ大きなきっかけになったと言います。

彼女たち二人はロンドンで出会って二〇〇八年に恋人関係になりました。二〇一〇年にリルがノルウェーで仕事をはじめたことから、ノルウェーに多くの親戚がいるテレサも同行することを望み、同居を始め、結局五年ノルウェーで暮らしました。ノルウェーはデンマークと並んで、同性パートナーシップ法をヨーロッパで最初に作った国のひとつで（一九九三年。同性婚の法制化は二〇〇八年）、誰でも二年同居していれば婚姻カップルと同じ扱いを受けられます。婚姻の書類にも性別を書く欄がないそうです。

こうしたゲイフレンドリーなノルウェーでは、同性カップルが子どもをもつことはもう当たり前。リルにはそれまで子どもをもちたいという気持ちはなかったのですが、ノルウェーでは、「子どもをもつかどうか」ではなく「いつ作るの」という雰囲気だったと言います。しかもノルウェーでは、パートナーの性別や結婚しているかは関係なく、医療保険で三回まで不妊治療ができるのです。こうした仕組みが整ったノルウェーでは、医学面他、精子提供できるドナーのチェックをしているところも安心でした（ドナーには謝礼はなく、交通費だけなので、金銭目的でないボランティアです）。

こうしてすっかり子どもをもつ意欲を高めたリルとテレサは、同時に妊娠を試みました。ノルウェーでは二人一緒には治療を受けられないため、テレサはノルウェーで、リルはデンマークでトライしました。二人ともすぐに無事に妊娠というわけにはいかなかったのですが、テレサは保険でカバーされる最後の回で上の子を授かり、リルはイギリスに帰国後にデンマークの病院でインタビュー時一一カ月になる男児を授かりました（イギリスでは、結婚していれば同性同士でも不妊治療はできるのですが、基準が非常に厳しく、すでに事情を知っているデンマークの病院に行くことにしたそうです）。このようにリルたちにとっては実にラッキーなノルウェー滞在だったわけで、ノルウェーのゲイフレンドリーな環境と包括的な生殖補助医療制度がなければ、彼女たちの幸せな四人家族は存在できていなかったかも、とも思えます。

精子ドナーについてのデンマークの先進的対応

ノルウェーやデンマークの先進的な生殖補助医療が彼女たち家族に与えた影響は他にもあります。デンマークのクリニックでは、匿名のドナーかオープンドナー（子どもが一八歳になって子ども本人が望めばドナーの情報が開示される）が選択でき、彼女たちはオープンドナーを選びました。リルたちは三人目の子どもをもうけることを考えており、デンマークのクリニックで使った精子をとっておくことも念頭にあったのですが、そうすると二人目と三人目の子が同じドナーとなり、どちらかが一八歳になってドナーを開示することを選ぶと、もう一人は必然的にドナーを知ることになってしまい、本人の選択権が守られなくなります。そのために同じドナーできょうだいを作るということはやめたそうです。

ドナーのことを子どもたちにどう説明するかについても、デンマークのクリニックでアドバイスを受けました。治療開始にあたっては、準備が本当にできているのかを確かめるため、まず三〇分の問診を受けるのですが（イギリスに戻っていたので、スカイプでしたそうです）、子が父親をもたないことになるがそれでいいのかと確認があり、子どもへの説明の仕方などについてアドバイスを受けました。ドナーの呼び方については、father でなく、donor または sperm donor と呼ばせるほうがいいというアドバイスです。father と呼ぶと、子どもがどこかに父親がいるというファンタジーを持ってしまうと聞いたので、彼女たちもそれにしたがっています。またそのとき、レズビアンカップルで精子提供を受けてできた子は、一八歳になってドナーの情報開示を求めるケースは少ないという研究結果があるという話も聞きました。養子の場合「実の親」を捜そうとする傾向があるのは、産みの親が自分を「捨てた」理由が気になるためか、何かが欠落しているという気持ちが起こりやすいのに対し、レズビアンの子の場合は、望まれて家族のもとに産まれてきているので、自分の何かが欠落しているという気持ちにならないのでは、とリルは語っていました。

５　台湾・台北

台湾は、二〇一九年五月に同性間の結婚の権利を保障する法律を可決し、アジアで初めて同性婚を法制化した国となりました。私たちはその直前の一九年三月に台湾での調査を行ないましたが、法の成立に大きな貢献があった許秀雯弁護士に話を聞いたほか、台北に暮らす三組の女性カップルに会うことができました。みな、法の成立を心待ちにしながらのインタビューとなりました。

日本や韓国と同じく東アジアに位置し経済的に発展した民主主義国であっても、こうして同性婚が法制化されるくらい、ＬＧＢＴの権利の向上が図られ、欧米的にも思える台湾ですが、彼女たちの話を聞いていると、血のつながりや家系の意識が根強いこと、そこから親たちとの葛藤、とくにパートナーの親とのトラブルで苦労していることもわかり、とても興味深い調査となりました。

台湾における同性婚法制化への道のりと同性カップルの出産子育て

台北市景美駅近くに、社団法人台湾伴侶権益推動同盟の事務局があります。ここは、同盟の常務理事を務める許弁護士の法律事務所でもあります。私たちが訪ねたとき、法の国会通過を控えて事務局にはボランティアたちが大勢詰めており、とてもにぎやかな雰囲気でした。

台湾伴侶権益推動同盟は二〇〇九年に創設、以後、同性婚法制化にむけた草案つくりに専念してきました。個別のケースで争われているいくつもの訴訟にも力を入れてきました。当初常勤職員はゼロだったのが、現在では六人の職員を擁し、ボランティアとして五〇〇~八〇〇人が活動するまでに成長したそうで、いかに同盟が力をつけてきたか、発展してきたかがわかります。資金面では、パレードなどの際に政府から補助金を得ることはあるものの、基本的には一〇〇%個人の寄付に拠っているそうです。

台湾では、同性婚の法制化というより、「婚姻の平等」を求めて運動が進められてきました。つまり、同性愛者に結婚の権利を認めよと求めるのではなく、すべての人にとっての結婚の平等を求める普遍的な道筋を取ったわけです。具体的には、結婚を男女間に限定している民法改正を求めました。この要求は、二〇一七年に司法院大法官(憲法裁判所に相当)が同性間に婚姻を成立させていない民法は憲法違反であるとし、二年以内の法改正を命じたことによって成功したかと思われたのですが、民法改正のハードルは高く、同性間の婚姻を認める特別法の制定に至りました。特別法が制定されたことはもちろん、大きな前進だったのですが、民法が改正されて男女の婚姻と同様の権利が同性婚にも認められれば自動的にクリアされるはずだったnbmと子どもの親子関係の保障など、重要な課題が残ることとなりました。

特別法以前は、法的にはbmだけが母親としての権利があり、nbmには保護者として子を託すことはできましたが、それは親権の一部に過ぎませんでした。しかも、子が成人すれば(民法で二〇歳)保護者は意味がなくなるのです。bmが亡くなった場合、事前の遺言で母親が指定していれば、裁判所はそれを考慮して、子がパートナーにゆだねられることもありますが、祖父母が監護権を得ることもあり、状況次第という、不安定な状態でした（それでも日本に比べればずっと進んでいますが）。特別法により、この状況は一定の改善となります。nbmが子を養子にできるようになるのです。ですから、もう産みの母が亡くなった場合の問題は起こりません。ただし、産みの母が亡くなった場合、nbmに新パートナーができても新パートナーと子どもとの養子縁組はできません。ここは、男女婚姻カップルと大きな違いがあるところです。

また、特別法では、女性カップルであれシングル女性であれ、生殖補助技術が受けられるかどうかという点でも、現行からの進展はありませんでした。現在、台湾では結婚している異性愛カップルしか生殖クリニックでの治療を受けられず、もしこれに反すると医師に刑罰が下ります。ですから、日本よりも厳しい状況にあり、下記に述べていくように、そこに台湾の女性たちが海外の生殖クリニックを利用する理由があります（日本では結婚していることの法的証明がなくとも、クリニックで生殖補助医療を受けられることに、台湾の人たちは驚いていました）[5]。新法ではこの制限を外すことはできませんでした。

これらの点を、同盟はじめ、同性婚、婚姻の平等を求めてたたかってきた人々はもちろん非常に残念に思っていますが、政府への働きかけは強く行なっており、台湾の社会運動の強さと歴史を考えれば、その実現は決して遠くないのではないでしょうか。

子を産み育てる台北の女性カップルたち

台湾で話を聞いた、安さん／唐さん、洪さん／朱さん、王さん／楊さんの女性カップルたちは三組ともが、タイのクリニックを通じてデンマークの精子バンクの利用によりドナーを得て子どもをもうけています。というのも、わたしたちがインタビューした安さんがタイのクリニックで妊活し、その情報を広めるインフルエンサーの役割を果たしたからです。彼女は台湾のフェイスブック上のレズビアンコミュニティで活発に情報発信をしており、洪さんたちと王さんたちは、そこからタイのクリニックで女性カップルが子どもを持てると知ったのです。

タイは、ヨーロッパやアメリカまで行くのと比べて距離的にずいぶん近いですし、費用も相当安くて済みます。タイのクリニックの情報が広まり利用者が出はじめると、そのクリニックが台北で宣伝の講座を開いて、そこでドナーの仲介者の紹介をしたりもしていたそうです。日本でもここまで情報が行き届けば、利用したい女性たちがきっと少なからずいると思うのですが、なぜかそうなっていないのは、レズビアン女性をめぐる環境の違いでしょうか。

安さんによると、コミュニティでの「第一次ベビーブーム」の先駆けが彼女で、彼女が知っているだけでもそのときに五〇人から六〇人の子どもが産まれました。彼女によれば、今台湾では同性カップルの子どもは、少なく見積もっても三〇〇人ほどいます。そのうち、離婚した元夫との間に生まれた子を女性カップルで育てているケースのほうが多く、同性カップルで最初から子どもをもうけたのは一〇〇人台だと思うとのこと。彼女は、その数をフェイスブックの友達の数などで推定しているそうです。安さんは情報を発信している先駆者ということもあり、彼女の情報のおかげで子が産まれると報告してくれたりしてわかるそうです。台湾南部の都市高雄にも、レズビアンコミュニティのインフルエンサーといえる女性がいるとのことで、残念ながら私たちは直接会うことはできなかったのですが、その方との交流もある安さんの推測値は、当たらずといえども遠からずに違いありません。台湾の人口が二三六〇万人（二〇二〇年三月）であることを考えると、決して少ない数ではありません。

安さんたちは、子どもにとって同様の事情にある子とのつながりがあった方がいいと考えているので、コミュニティを大事にしています。ボーイッシュな人が外国人風の顔をした子ども（なぜかは後述します）を連れていて、そういう家族だろうと思うと、率先して声をかけて、フェイスブックのコミュニティに誘ったりするのですが、クローズドな人たちもあるので、断られることの方が多いそうです。

その安さんがそもそもタイのクリニックを知りえたのは、インターネットで知り合った台湾在住のアメリカ人男性がきっかけだったそうです。彼は既婚者でしたが子どもがいなかったのでドナーになりたいと考えており、タイのクリニックのことを知っていました。実際のところは彼が高齢だったこともあり、安さんさんたちは彼の精子ではなくタイのクリニックが提携しているデンマークの精子バンクを利用することにしました。

安さんのパートナーの唐さんとは、もう三年ほど一緒に暮らしており、特別法が成立すれば「翌日に登記しに行く」ことにしています。六歳の子どもは、安さんの「前妻」とのあいだにもうけました。前妻の卵子を使ってドナーの精子と体外受精し、安さんの子宮に着床させて妊娠出産に至ったため法的な母は出産した安さんですが、遺伝的に言えば、元パートナーの女性が「親」になります。

「血のつながり」と家族主義――その二面性

安さんがこうした形で子をもうけたのは、安さんの身体的な事情もあるのですが、「血のつながりを大事にしている」ため、二人ともと血のつながった子どもがほしかったから、とのこと。そしてこの決断には、親の意向も関連しています。前妻の親は、自分の娘が同性愛者であることにまったく理解がなく、安さんのことを娘の「誘惑者」として毛嫌いしていました。しかし、二人で子どもをもつとなったときには娘の卵子を使うように積極的に望み、産まれた子を「実の孫」としてとてもかわいがり世話を焼き、安さんたちが暮らしていたマンションに入りびたりほとんど同居状態になったほどだったとのこと。そのおかげで干渉がひどくなり、前妻との離別の原因にもなってしまいました。

洪さん/朱さんカップルも、三歳半の双子（男の子と女の子、二〇一五年八月生まれ）を、朱さんの卵子を使って洪さんが産みました。そのようにしたのは、当時は二人目を産むことを考えていて、朱さんの方が年齢が高いので、まず優先的に彼女の卵子を使い、洪さんの方が体調がよかったので洪さんが産むのがいいと考えたからです（しかし産まれたのが双子だったので、育児が大変すぎて、次の子をつくることは今はいったん保留しているそうです）。

洪さんが法的母ではありますが、朱さんの親は「実の孫」として大変かわいがっています。

しかし、子どもが一歳になった頃、朱さんの親は孫と法的なつながりがないのが不満で、洪さんに親権を放棄してもらって双子を朱さんの養子にするように弁護士に相談し、朱さんにそうするよう説得を始めました。朱さんはもちろん、そんなこと、洪さんにとってもお願いできることではないと考えましたし、希望もしていませんから、拒絶しました。でも親の熱意は相当なもので、「本当に血がつながっているのは自分たちなのになぜできないのか、弁護士も可能と言っている」と朱さんの言うことを聞いてくれずしつこく迫りました。これには朱さんはほとほと困りました。朱さんには頸椎の持病がもともとあるのですが、この時に悪化して下半身が動かなくなったそうで、それはこのストレスのせいだったと朱さんは思っています。

五歳と二歳の子どもがいる王さん／楊さんカップルも、上の子は王さんが自身の卵子で体外受精し出産しましたが、下の二歳（二〇一七年二月生れ）の子は、卵子は王さんが提供し楊さんが産みました。彼女たちの出産にも親の意向が強く反映されています。

一人目については、彼女たちも台湾のレズビアンコミュニティで情報の得られたタイのクリニックを利用したのですが、多くのカップルが利用しているデンマークの精子バンクではなく、アメリカ（カリフォルニア）の精子バンクを利用しました。というのは、後述するようにデンマークの精子バンクにはアジア系のドナーは少ないため、どうしても黒い目黒い髪がいいという王さんの母親の希望で、価格は高いですが、アジア人が多いアメリカの精子バンクを選んだのです。二人目は、楊さんが産むと二人の間で決めていたのですが、王さんの親が保守的で「血のつながり」がどうしても無くては、ということで、王さんの卵子を使うことにしたのです。二人は三人目も考えており、そのときは王さんが産むということですが、楊さんの卵子を使うとしたら、今度は法的な母は王さんだが遺伝子は楊さん、ということになります。「自分たちの血筋の孫」にこだわる王さんの親がどう言ってくるか、気になるところです。

このように、台北で話を聞いた三組ともが、「パートナーの一方が卵子を提供し他方が妊娠出産する」という方法を取っていたことは、私たちにとってはある意味、衝撃的でした。というのも、日本では、セルフヘルプ方式か、そうでなければ事実婚を装って不妊治療クリニックで体外受精を受ける、という選択肢しかないので（インターネット上では海外の精子バンクを利用したという経験も発信されていますが）、パートナーの卵子を持ち込んで体外受精してもらう、などという方法はまず不可能だからです（そうできたらいいのに、と思っているカップルもあるとは思いますが）。台湾の女性カップルたちにこの方式が普及しているのは、タイの生殖クリニックで精子バンクのドナーを利用して体外受精するという方法が取られているからこそ可能なのです。しかし、精子バンク＋クリニックという方法が同じく普及しているヨーロッパでは、あくまで私たちの限られた調査の範囲内ではありますが、順に妊娠出産してカップルのどちらもが生物学的母親になっているケースはあっても、このように卵子と出産を分ける、ということは誰もしていないので、理由はそれだけではなさそうです。

そこには、これまでも紹介してきましたが、カップル自身が「血のつながり」を重視する姿勢が背景としてありそうです。養子で子どもを得ることも普通に行なわれているヨーロッパとは違って、女性たち二人のどちらにとっても「実の」子どもがほしいという願望がそこにはあるのではないでしょうか。

前述した、安さんの前妻は、子どもが三歳の頃に安さんと離別し、安さんとの関係は必ずしも良好ではないのですが、いまも二週間に一回くらいは子どもと会って世話をしています。彼女は、「血がつながっていなければこれほど愛せなかった」と言っているそうです。フランス調査で、ｂｍであるパートナーと別れた後も積極的に子育てに関わっているｎｂｍのエリーのケースを紹介しましたが、エリーの場合は「血のつながり」は該当せず、親として子のシルヴィアを育ててきた実践が親子関係を維持する意思を生んでいます（序章注1で紹介した有田論文は、海外のレズビアンカップルで離別後にｎｂｍが子どもとの交流権等を求めて争うケースについて紹介していますが、これらでも同じく「血のつながり」は該当しません）。安さんの前妻の場合、かりに卵子提供していなければ、パートナーとの別離で子どもへの愛情が消えてしまっていただろうとは想像しにくいですが、やはり「血のつながり」が強く意識されているのには、社会文化的な影響がうかがえるところです。

そして、彼女たち以上に、彼女たちの親たちもそれを支持し期待します。娘が同性のパートナーをもって暮すことには大反対していても、「実の孫」ができるとなると大喜びで態度が一変する。それまで反対していても子どもが産まれたら態度が変わる、というのは、ヨーロッパや日本のカップルたちの親にも見られることではありますし、育っていく赤ん坊を身近にみていれば子どももかわいさが沸き上がるのは国や文化を問わないのでしょう。しかし、台湾のケースを見ていると、娘や娘のパートナーと関係が悪くなるほどに強烈な親の「実の孫」「うちの孫」意識が、同性婚法制化を実現させた

「リベラル」な意識と併存しているのは興味深いところです。

外国人の風貌でも構わない

このように「血縁」意識が日本よりも強いとも思える台湾ですが、面白いのは、白人ドナーを選ぶ人もいて、一見していわゆる「外国人」風の子どもも生まれているということです。これは、日本とは違って、精子バンクを利用するためドナーが選択できること、ヨーロッパとは違って、母親たちのエスニシティや髪や眼の色でドナーをクリニックから限定されることが無いためです。台湾でインタビューした三組ともが、少なくとも一人の子どもに非アジア系のドナーを選択し、その子どもはどの子も白人風の風貌でした。

そこにはいくつかの事情があります。一つには、台湾のコミュニティで知られ、みなが利用しているタイのクリニックが提携しているデンマークの精子バンクには、アジア系のドナーの登録が少ないこと。安さんも王さんも同様に、「四人しか選択肢がなかった」と言っています。そのおかげで、台湾のレズビアンコミュニティでは同じ精子が多くの子どもに使われているという問題にもなっているそうです。

その事情を嫌った安さんは、人種の条件はつけないことにし、血液型がRhプラス、背が高い人、学歴が高い人、若い人、を条件とし、それで残ったのは士官学校の学生と歯医者で、そのうちデンマーク人をドナーとして選びました。そのドナーの子どものときの写真は目が茶色だったのでいいと思ったし、卵子を提供した前妻はオランダの血が入っていた人だったため、アジアの血が入っていなくてもいいと考えたそうです。しかし実際に生まれた子は目は青で髪は金髪でした。今は目が茶色になっているものの、アジア人以外の血が入っていることが明確にわかる外見です。

王さん／楊さんの場合は、第一子は前述のように王さんの母親の希望でアジア系のドナーが多く登録されているカリフォルニアの精子バンクを利用し、日本人と台湾人のハーフであるドナーを選びました。第二子は、タイのクリニックと提携しているデンマークの精子バンクを使ったのですが、そのときは完全にアジア系のドナーはおらず、アジア人ミックスだと選択肢がフィリピン、タイ、中国、日本の四つあったので、日本とデンマークのハーフのドナーの精子をオーダーしました。

洪さん／朱さんの場合は、ドナーはタイのクリニックと提携している仲介者に紹介してもらいました。仲介者がドナーのリストを持っており、リストには写真、身長、体重などが記載されていたものの、その他はタイ語で書いてあったので、他にどんな情報があったかはわからないそうです。ドナーの条件として彼女たちが考えていたのは、背が高いこと、東洋人であること（髪が黒くて黄色人種）。その結果として、アメリカとアイルランドとタイのミックスの華僑のタイ国籍の学生に決め、直接面会もしました（しかし名前等はわからず、のちに連絡を取れる可能性はまったくありません）。彼女たちの子どもも白人風の風貌で、カフェなどで、お父さんはどの国の人かと話しかけられたりするそうです。その際は、フレンドリーな感じなら本当のことを伝えて子育ての話が弾んだりもするそうですが、警戒心を抱かせるような人の場合は、「お父さんは外国人でもう死んじゃった」と答えると言います。

この中には、将来のアメリカ移住を考え、計画的に子どもをアメリカで出産したカップルもいます。洪さんは出産の前に母親の助言で博識な叔父に相談したところ、子どもの将来を考えてアメリカで産んだ方がよいとアドバイスされたそうです。台湾では差別される可能性もあるし、将来の可能性を考えると、アメリカ国籍を取った方がいいと。洪さんたちはそのアドバイスを受けて、出産五カ月前にアメリカに語学留学しアメリカで出産しました。彼女たちは、子どもが一〇歳になったら一家でアメリカに移住する予定です。台湾の教育システムに期待していないのでアメリカで教育を受けさせたいという理由のほか、社会的な雰囲気がアメリカの方が自由で同性愛者への差別が禁止されていることから、アメリカなら嫌な思いをすることが少ないだろうと考えているそうです。

同じ東アジアの国とはいえ、歴史的な経緯もあり、台湾は日本よりもグローバル社会に向けて一歩先をいっているということなのでしょうか。

同性愛者に理解のある社会?

繰り返し触れているように、台湾は同性カップルの結婚が法的に認められたアジア唯一の国です。そのほかの面でも、トランスジェンダーの閣僚が活躍しているなど、性的マイノリティの権利擁護を含む民主主義的価値の浸透した国です。

それならば本書で紹介する女性たちは、少なくともヨーロッパなみに、性的マイノリティであることで不利益を受けたりすることなく暮らしているのだろうと想像したくなるのですが、調査からは、必ずしもそうではないことが浮かび上がってきました。

まず、親や家族ですが、多くの人が、レズビアンであることを受け入れてもらえず、思春期以降、葛藤を抱えてきています。このことは日本でも同様なのですが、台湾は伝統の影響か、理解してもらえないという以上に、そんな生き方は認めない、恐ろしいことだ、と激しい怒りをあらわにされ、パートナーの女性を罵ったりまでされた、という経験をした人もいました。

洪さんは一五歳の時に親にカムアウトしましたが、親は大反対し、「正しい道」に戻せると思い、精神科や占いに彼女を連れていったりしました（その後、洪さんが社会人になるとどうしようもないとあきらめ、今は家族はすべてを知っていて受け入れているそうです）。パートナーの朱さんは高校生の時に自分はレズビアンだと自覚したそうですが、父親はそれを認めず、無視を決め込んでいました（朱さんの卵子で生まれた子どものことは溺愛しているそうですが）。

安さんのパートナーである唐さんは子どもの時から自分はレズビアンであると自覚していたそうですが、親に理解してもらえるとは思えずカムアウトはしませんでした。三〇歳を過ぎて安さんと暮らすことになって親に話したのですが、娘が同性愛者だと知って「気が狂う」ほどショックを受けていたそうです。今は多少は落ち着いているそうですが、子どもを実家に連れて行ったことはありませんし、唐さんたちが同性愛者の権利を求める政治活動をしていることにも、「相手が男性ならそんな苦労はしなくてもいいのに」と不満をこぼすそうです。一一歳でレズビアンと認識したという安さんは唯一の例外で、父親はおらず母親だけなのですが、母は最初からサポーティブだそうです。

王さんは、「性別の概念は重要でない」と思っていて、レズビアンだとカムアウトする必要や必然を感じたことはないそうですが、双方とも教師で保守的な親は娘がレズビアンであることを感じ取り、とくに母親は面子が立たないと強固に反対していたそうです（子どもが生まれてからは子が潤滑剤となって受け入れてくれたそうです）。パートナーの楊さんは大学二年生のときにカムアウトしましたが、最初は親は大反対。そこから一〇年かけて理解してもらったそうです。親との葛藤だけが原因とは言えませんが、楊さんはその間、精神的に病むことがあり、自殺も考えました。その楊さんが王さんとつきあうことによって精神的に安定し、親も娘を亡くすよりもその方がいいと思うようになってくれたそうです。今ではすべてオープンで受け入れてくれているそうで、「親も固定観念があり、知らないことの恐怖から、知識を得て理解するまでに時間が必要だった」と楊さんは振り返って語ってくれましたが、なんとも壮絶な親子の葛藤を乗り越えてきたのだと印象深かったです。

周囲の人たちもなかなか高いハードルです。インタビューに協力いただいた女性たちには、自由業、自営業の人も含まれますが、会社勤務している場合は会社の上司や同僚の無理解に悩まされます。

その一人が楊さんで、職場では一切カムアウトしていません。楊さんは、子どもを妊娠出産したときは外資系の会社に勤めておりあまり社員のプライバシーに踏み込まない雰囲気だったので、王さんがタイのクリニックで妊活したときには「結婚したのでハネムーンに行く」と詳細は何も告げずに二週間の休暇をもらいました。その後自分が妊娠したときには、流産の危険性があって三カ月安静にしなければならず、その会社は辞めざるを得ませんでした。出産後ＩＴ企業に就職しましたが（二児のママであるとだけ言っています）、その会社の同僚は男性ばかりで、上司も顧客も年齢が高い人が多く、保守的です。顧客の中には同性婚の反対運動をしている人もおり、その会社では来客カウンターに同性婚反対の署名用紙を置いていたりしていました。もちろん腹立たしい思いはしますが、狭い業界で、今の会社をやめれば再就職も難しいので黙っています（楊さんは同性婚合法化に向けた活動を活発にしていますが、メディアの取材を受けるときは顔出しはしません）。今の職場のおじさんたちは法律が通っても変わらないと思うので、同性婚が法制化されてもカムアウトするつもりはない、とあきらめ顔です。楊さんによれば、「そういうおじさんたちは身内にそういう人がいない限り変わらない」。これは親たちをみていての実感でもあるのでしょう。

なお、もう一人企業に勤めている朱さんも職場には何も言っていません（妊娠出産した際は、パートナーと二人でビジネスをしていたので問題ありませんでした）。

保育園の子どもたち、ママ友たち

子どもの通う保育園やご近所では、また違う状況があり、話を聞くと日本に似た感じがしました。三組の家族とも、保育園の先生たちには事情を説明しており、とくに問題なく受け入れてもらっているそうです。ただし、これもまた三組に共通なのですが、園の他の保護者たちにはとくに言っていません。朱さんたちの場合は、保護者会や見学会の行事などでは二人とも親であると名乗っていますが、他の保護者たちには直接カムアウトはしていないそうです。そうしている特段の理由はなく、人間関係も濃くないので、説明する必要もないと朱さんたちは言っています。「台北はみんな忙しいので近所づきあいはなく、近所の人も気にしない」とのことです。

王さん／楊さんの場合は、勤務の事情で迎えに行くのは楊さんだけなので、周囲の親や友人は子どもの出自の事情は知らないと思うと言います。二人がカップルであることを「隠して」行動しているわけではないのですが、都市部なので、近所付き合いは深くなく、姉妹や従妹と思っているようだ、とのこと。

安さんたちの場合は、子どものドナーがデンマーク人であることから、女性カップルの子どもという点で出自に注目されるよりも、「お父さんは外国人なの？」という質問を受けることが多いと言います。子どもには一歳半のときから、母が外国に行ってドナーから提供を受けたとすべて説明していますが、保育園の他の子どもたちは精子提供や体外受精などは知りませんし、子どもにうまく説明もできませんから、「私のお母さんは外国に行って私を産んだのでこのような外見だ」と言っているそうです。年齢のせいもあるでしょうが、他の子どもたちは、今のところ、なぜ髪の色が違うのかという疑問を持ち始めた程度で、外見の問題でいじめられたりしたことはないとのことです。安さんたちも、台湾ではワンオペが主流で、父親の存在感が小さいので、なぜ父親がいないのかという疑問をまわりの子は持っていないようだと言います。誕生日のとき、幼稚園の他の友達にもプレゼントを配る習慣があり、安さんたちはそこに「マミとママより」と書きました。他の子どもたちは、なぜお母さん二人なのかという疑問は感じているようですが、直接は聞かないそうです。保護者たちもフレンドリーな感じですが、あまり深くは考えていなさそう。出自に関する質問はあっても、ほとんどは否定的なものではなく、好奇心からのようです。むしろ、安さん自身が子どもに性教育をする活動をしているので、幼稚園の保護者は安さんに子どもを託して性教育をしてもらったりもしているそうです。

レズビアン・アイデンティティと社会的受け入れ

台湾で話を聞いた女性たちは、すべての方が、「レズビアン」としての自己認識を強く持っていました。これは、日本のケースとはだいぶ違っています。

洪さんはカムアウトが一五歳のとき、安さんは一一歳、唐さんはなんと六歳という、思春期に至る前からすでにレズビアン・アイデンティティをもっていました。洪さん／朱さんのように、レズビアンバーで知り合って交際を始めたという人もいます。

この点は、アイルランドやイタリアで話を聞いた女性たちと共通するのですが、社会が女性カップル、子どもがいる女性カップルを恋人同士、二人の母親とは見ない、という点ではヨーロッパとだいぶ違い、一緒に暮らしていても「姉妹」とみられるなど、周囲が同性愛の文化に鈍感であるのは、日本と似ています。日本でも、「二人の母」「カップル」として行動しているのにそうは見られない、場合によっては「おばあさん」と見られてしまう複雑な葛藤について述べている人がいましたが、台北の彼女たちは、レズビアンの可視化や同性婚の合法化のための社会的活動を積極的にしている人たちなので、余計に葛藤は深いことでしょう。

ただ、この点は、アジア的と言って良いでしょうが、社会において「夫婦」「父母」の男女ペアが単位として行動する習慣があまりなく、父親は仕事で忙しくほとんど母親のワンオペで子育てをしているのが一般的な中では、「ＬＧＢＴについての理解が浅いから」とだけとは言えない面もあるように思います。

法的母としての権利を求めて

台湾待望の同性婚法制化。インタビューに答えてくれた方々はみな程度の差はあれ、立法院でのロビー活動や路上や集会での啓発活動など、推進の活動を積極的にしてきており、どのカップルも、法律が成立したら即日、手続きに行く、と言っていました。そこには、一つには、ｎｂｍが親としての法的権利が認められておらず、同性婚の法制化が法的状況を変えるという期待があるからです。それが無い今まで、彼女たちは何かにつけ、不安や不便を被ってきました。

たとえば、王さん／楊さんは、王さんが一人目を産んだとき大出血して、緊急手術のサインが必要になったのですが、当時はパートナーシップ法もなく、楊さんではサインができずに親に来てもらうしかありませんでした。パートナーシップ法ができてからは、手続きをしていれば医療上の同意がパートナーに認められることもありますが、やはり親が必要になる場面もあります。同性婚ができるようになるとパートナー間でそうした行為も認められることになるのはとても大きい変化です。

洪さん／朱さんは、現状では、ｂｍである洪さんが亡くなったら、朱さんに子どもに関して何の法的権利もないことを懸念しています。法的には子を朱さんから引き離し洪さんの親に取られる可能性もあり（実際には洪さんの家族は理解しているのでその可能性はないと思っていますが）、法律で守られていないことが不満です。また逆に朱さんが亡くなったら、卵子は朱さんのものなので、朱さんの親がDNA鑑定を要求して監護権を求める訴訟に発展する可能性もあります。朱さんの親が朱さんが遺伝的母であることを理由に朱さんが親権を獲得するよう望んでいたことから、この不安はかなり現実的です。こうした不安が、法律が通れば解消するため、期待は大きかったのです。

インタビューの三カ月後の二〇一九年五月に同性同士の結婚を認める特別法が施行され、彼女たちの望みは叶うかに思えたのですが、残念ながらそうはなりませんでした。前述のように、同性婚推進派が求めていたのは、結婚は男女間のものと定めた民法が改正され、性別を問わず同様に結婚が保証する権利が認められるように、ということだったのですが、反対派の巻き返しにより、民法改正ではなく、特別法として成立したために、同性同士での婚姻が認められても、民法の規定する、結婚や家族にかかわる権利が同性カップルに自動的に認められることにはならなかったのです。つまり、法律施行後も、ｎｂｍが自動的に子の法的母として認められることにはなりませんでした。

王さんは現在のところ、パートナーシップ法に基づいて法的パートナー関係を結んでおり保護者の役割をｎｂｍに委託する形式をとっていて、民法改正で同性婚が認められれば正式に母となれるのを期待していたのですが、それは不可能となり、新法が通過すれば、ｎｂｍである自身と子どものステップマザーの関係（継母子関係）を法的に確立させる裁判を起こす予定です。

本項冒頭で記したように、台湾の特別法は、パートナー同士の婚姻関係は法的に認めても、ｂｍのパートナーであるｎｂｍと子どもの母子関係を認めるには至らず、また、男女の婚姻カップルに認められている養子をとることも認められていません。こうした親子関係の問題は、ヨーロッパの同性婚を認めてすでに長い国々でも存在しているところがあり、まだまだ高いハードルと言わざるを得ません。

6　韓国

私たちは韓国でも当事者インタビューを行なうことを希望していましたが、実際にはできませんでした。というのは、該当する、「精子ドナーを得て子をもうけ育てている女性カップル」にコンタクトすることができなかったからです。それはもちろん、私たちのリサーチ不足、時間不足という面は否めません。しかしレズビアンとしてカムアウトし性的マイノリティの法的権利を守る活動をしている女性弁護士、生殖医療の研究をしている女性、レズビアンであり女性行政にも詳しい女性、在野のフェミニスト活動家等々を介し対象者を探したのですが、レズビアンカップルの出産子育て事情については、「確かに増えていると思うが、コミュニティでも情報が無く、はっきりは分からない」「レズビアン女性では、知人から精子を得て子を持っているパターンの方が多いと思うが、直接には知らない」とのことだったのです。

第1章で述べたように、日本には産科婦人科学会のガイドラインで生殖補助医療は婚姻している（事実婚も含む）男女カップルに限定するという、女性カップルたちの困難の一つのもととなっている事情があります。韓国でもやはり、大韓産婦人科学会に倫理指針があり（「大韓産婦人科学会補助生殖術倫理指針」（二〇一七年七月改正、バージョン八・〇）精子供与施術編）に、「精子供与施術は原則的に法律的婚姻関係にある夫婦だけを対象に施行する」とされています。[6] この点では日本と同様なのですが（事実婚を含むところも）、しかし韓国の法律には、異なる解釈の余地があります。韓国でＩＶＦ（体外受精を含む生殖補助技術の実施について規定した法律は母子保健法第二条（定義）第一一項と第一一条（難妊克服支援事業）があり（難妊というのは不妊のことです）、第一一条には政府が不妊治療のための施術費を支援することができるようになっています。健康保険も適用されますので、患者は施術費の三〇～五〇％だけ負担すればよく（人工受精健康保険酬価は一回あたり二八万七〇〇〇～三五万二〇〇〇ウォン（約二万七〇〇〇～三万三〇〇〇円）患者負担三〇％は八万六〇〇〇～一〇万六〇〇〇ウォン（約八〇〇〇～一万円））、一回あたり九〇万～一一〇万ウォン（約八万五〇〇〇～一〇万四〇〇〇円）の追加支援があります。そして、これは法的夫婦や事実婚夫婦だけが対象で、非婚女性には適用されないのですが、逆にこの母子保健法を厳密に見ると、この法の適用を受けることなく、数百万ウォンの施術費をすべて自己負担すれば、人工受精や体外受精施術を受けることができるとも解釈できるわけです。禁止条項がないばかりか処罰条項もないのですから。

またもう一点、韓国では二〇〇五年に生命倫理法が成立し体外受精関連の事項も定められましたが、これは受精卵や胚の研究利用についてのもので、シングル女性やレズビアン女性への体外受精のいかんについて定められているわけではありません。実際にこの法成立前の二〇〇四年、有名な女性アナウンサー（ハ・スギョンさん）が体外受精によってシングルマザーとなったことが広く知られ、生命倫理法ができたのはその後でしたので、実態としてＯＫであることが先に知られたといういきさつがあります。

ただし、社会全般としては今でも、女性カップルや体外受精以前に、未婚で子を産むシングルマザーについて非常に否定的で、そんなものは不適切な行動、そんな女からは子どもを引き離すべき、という見方が強いようです。かつて韓国からは多く海外養子が出されていましたが、それもシングルマザーへの社会的圧力がなせるものでしたし、一昔前の韓ドラでは『冬のソナタ』のように、「未婚女性による秘密の出生」が定番のテーマでした。

それから随分と時間は経っていますが、私たちが調査対象者探しを依頼した前述の方々も、みな同様に、「やはり韓国では同性愛者としてカムアウトするのは厳しい。ましてや女性カップルで子どもをもうけるというのはまだまだ……」と言っていました。これまで述べてきたように、私たちの調査では、親が子ども（親からは孫になります）の出生をどう受け止めるかという点にも注目しているのですが（前述のように、日本に限らず、それまで反対していても子の出生によって孫かわいさで受け入れるようになる親が少なくありません）、韓国では、そもそも「レズビアンとカムアウトした時点で親とは関係が切れていることもままあるから、そこでいきなり子どもができるのは難しいだろう」（前記弁護士の言葉）。カムアウトそのものが難しいからその上に子どもまで、というのは非常に困難とのことで、この点では、韓国の女性たちは日本よりも厳しい状況にあるのかもしれません。

しかしその中で、非常に興味深い動きがあるのを知ることができました。それは、プサン大学に財団法人「公共精子銀行研究院」が設けられていることです（二〇一五年八月創立）[7]。

韓国は日本以上の少子化で少子化対策が「国家難題」として位置付けられているのですが（前記の不妊治療もその対策の一環です）、特に男性不妊の克服のために公的な支援が必要というところからこの財団が設立されました。HPの理事長挨拶には、「韓国の人口資質の向上および増大のため、精子凍結保存に関する研究基盤の確立、国家的ネットワークを整えた精子供給ネットワークの完成、公共生殖教育および広報機能などを通じて、家庭、社会、そして国家の発展に貢献できる団体になることをお約束します」とあります。そして、世界的に見ると精子バンクの運営は、国によるもの（フランス、イギリス、中国）、商業的なもの（アメリカ、デンマークなど）、民間によるもの（日本）などがあるが、韓国はOECD加盟国の中で唯一、いかなる精子バンクも備えておらず、SNSや不法サイトを通じた不法精子売買があるのが重大な問題だと述べられています（実際のところは日本の現状は韓国とあまり変らないのですが）。そして、不法卵子精子売買の摘発件数が二〇一一年三八一件、二〇一二年四〇三件、二〇一三年八七一件あったと記されています。

この韓国精子バンクは、少子化対策の一環として男女夫婦の不妊治療が目的であるとされていますが、このように国や公的な機関が、医学的にも社会的・法的にも条件を整えた精子バンクを運営することは、生殖の権利、自由という観点からも重要なことと思われます。フランスにおいても、もともと不妊治療として限定的にとらえられていた生殖補助医療が、近年の法改正ですべての女性の生殖の権利、という観点から生殖倫理法が改正されたように、韓国のこの公共精子銀行も、現時点でシングル女性やレズビアン女性の利用を禁ずるような方針は出していませんし、女性の権利を守る運動の活発な韓国のことですから、将来的にはシングル女性、レズビアン女性にも適用が広がる可能性はあるのではないでしょうか。じっさい、話を聞いた性的マイノリティの法的権利を擁護する活動をしている弁護士は、この財団が公的な財政支援を受けられるようにする活動をしていますが、それもこのような見通しの元であると思われます。

それが実現すれば、日本のシングル女性・レズビアン女性は、台湾の女性たちがタイで精子バンクと提携したクリニックで子どもをもうけているように、プサンのクリニックで子どもをもうけることができる可能性があります。現状のように「自力」で精子ドナーを獲得することが困難だったり、インターネット上で私的に接した精子提供者からもらうのには医療的・遺伝的安全性が懸念されたりで、子どもをもちたくとももてていない女性たちは少なくないはずですが、ここならばその心配はなく、しかもタイ――台湾よりももっと近い距離ですから、可能性は大きく広がるはずです。

もちろん、もっとも望まれるのは、日本においてこうした動きが始まることです。それができないから隣国の韓国頼みで……というのはちょっと情けない感じもしますが、しかし実際の利用の広がりによって女性カップルやシングル女性の出産子育てが社会的に市民権を得られれば、日本でも女性の生殖の権利として精子提供機関とクリニックが公的に運営される道が開けるのではないでしょうか。

小括——海外の知見から

私たちの調査は、非常に限られたものではありますが、その範囲においても、女性たちが精子を得て子どもを産み育てるなかではそれぞれの文化が反映され、経験する問題や困難も多様なことがわかり、学ぶところは大きいものがありました。日本を含む東アジア圏は、親族や家族についての考え方に保守的な面が残り、同性愛についての受け止め方もヨーロッパと比べるとまだまだ後ろ向きです。しかし、そのなかでも、ある意味それを逆手に取ったようなさまざまな方法や手段が取られているのも、とても興味深いものでした。

また、カトリックの影響の強い国々では、法の縛りは確かにまだ残るものの、「家族主義」が強いからこその、生まれた子どもたちをあたたかく迎え受けとめ家族に包摂していくようすもとても印象深いものがありました。

さらに、女性子育てカップルをみる視線は、その社会における家族内の性別分業のあり方ともつながっていることも示唆されました。日本では、ともに子育てを行なっているのにnbmは「親」であると受け止められにくく親戚や友人と理解されてしまう傾向が強いのですが、それは、子育てへの男性のコミットメントが少なくても「親」であることに何の疑問も抱かれない日本のような社会では、子育てに積極的に関わっていることは「親」性の証明にはならないからではないでしょうか。

いずれにしろ、地域を問わず、女性カップル・シングル女性の妊娠出産は、これからも広がっていくでしょうし、各国・地域のさまざまな経験が互いに生かされていくよう願わずにはいられません。

〈注〉

（1）一九八〇年以降の晩婚化や婚姻を経ない多様な同棲カップルの増加をうけて、そうした「共同生活」を保護するために、異性、同性を問わず二人の人が結ぶ契約として法制化された。相互に一定の義務が課せられ、社会保障や相続の権利が発生するが、親子関係には触れられない。

（2）たとえば二〇二〇年、フランスで婚姻カップルに生まれてくる子どもの率は約四〇%にすぎず、EU諸国のなかで最も低く、次に低いスウェーデンは約五〇%。EU諸国の平均では、婚姻外で生まれてくる子どもは総出生数の三分の一とされる。https://www.ensemble-en-france.org/en/why-do-french-people-have-babies-out-of-wedlock/

（3）二〇一九・九・一四日仏シンポジウム『生殖補助医療と法』於立命館朱雀キャンパス、第1セッション「生殖補助医療と法 AMP et Loi」Francois Vialla モンペリエ大学教授の生命倫理法改正に関する議論より。

（4）なお、代理母出産は母体の商業利用につながる懸念から同法では認めていない。

（5）ただし、前章注11で述べたように、不妊治療への公的助成が開始されたことで事情は変化している。

（6）同指針のこの部分は、二〇二一年一月に「精子供与施術は原則的に夫婦（事実上の婚姻関係にある場合を含む）だけを対象に施行する」と再改正されている（バージョン九・〇）。

（7）http://www.ksb.ac.kr/

第3章 女性たちだけでの子育てを考える
――彼女たちが示唆する「家族」の可能性

1 同性婚は既存の婚姻制度に同性愛者が組み込まれることではない

欧米に続き、アジアとくに日本で同性カップルが婚姻の権利を求める動きが活発化しています。性別を問わず結婚ができるようになるよう、「結婚の自由をすべての人に Marriage for All」を掲げて、二〇一九年二月一四日（バレンタインデーです！）に、札幌、東京、名古屋、大阪の地方裁判所で、同性カップルが結婚できないことは憲法違反であると、国を相手取って一斉に訴訟が始まりました（同年九月に福岡の裁判所でも始まりました）。提訴から二年あまり、各裁判所で審理が続いています。

国はこれまで、憲法二四条一項「婚姻は、両性の合意のみに基いて成立し、夫婦が同等の権利を有することを基本として、相互の協力により、維持されなければならない」でいう「両性」は男・女のことを指しているので、同性同士の婚姻を認めないのは憲法違反ではない、という立場を取ってきました。これに対し、この訴訟では、そもそもこの憲法条文は、それ以前の大日本帝国憲法および同憲法下の民法が、婚姻に戸主の同意を要件としていたこと、慣習的にも婚姻は「家」と「家」の結びつきとされ、「本人たちの合意」のみによるものではなく個人の自由を侵していたことの反省からできたもので、「両性」というのは婚姻の当事者の二人を指していると訴えています。同性カップルが互いの性別を同じくするという理由で婚姻できないことは、憲法で守られるべき個人の尊厳を侵害し、平等にも違反するという重要な人権侵害にあたります。

この主張は、これまで半世紀近くにわたって同性婚の合法化を勝ち取ってきた世界各国の法理とも共通するもので、民主主義国家を標榜している日本なのですから、この主張が認められるのが当然でしょう。

しかし、欧米の各国では、同性愛者の権利を求める運動のなかで重要なテーマとして同性婚法制化を目指す運動が一九九〇年代から積み重なってきていた［チョーンシー 2006、小泉 2020］のに対し、日本では必ずしも同性婚は求められてきませんでした。それは、一つには、同性愛者の運動に限らず社会運動そのものの弱さがありますが、それ以上に法的な婚姻制度への期待が薄い、もっとはっきり言えば、戸籍制度や強制的夫婦同姓制度と結びついた婚姻制度自体が、個人の自由を抑圧するものだという認識、批判があるからです。欧米ではキリスト教が同性愛を抑圧し同性婚をタブーとしてきたがゆえに、宗教から独立して市民の権利としての婚姻を法的に認めるべき、という議論が社会の趨勢となっていったのですが、日本ではその絶対の対抗軸としての宗教の縛りがなく、むしろ、二人の個人的・私的な結びつきをなぜ、役所に婚姻届を出し「入籍」（本当は、新たに戸籍を作るのですが、今でも入籍、というのが一般的です）して国家に認めてもらわなければならないのか、と疑問視するのが、むしろ個人の権利や自由を重んじるリベラル派の考え方でもありました。ですから、同性婚の法制化については、同性愛者への差別に反対する人々があまり熱心ではない、むしろ反対する傾向もあったわけです［堀江 2010 他］。

この考え方は理解できるものの、しかし、異性同士なら婚姻によって保障されているさまざまな法的権利が同性同士には認められない、というのはあきらかに差別です。婚姻関係を望まない人は、同性愛者であれ異性愛者であれ、婚姻届を役所に出して結婚する必要はないわけですから（私たちがアイルランド調査で出会ったカップルは、同性婚が法制化されても、関係を法的に認められる必要は無いと思っているので法的婚姻はするつもりはない、と言っていました）、結婚制度を全体として廃止するのではないかぎり、同性同士の婚姻を法的に認めるのは平等にかなう話です。台湾でも、この考え方から「同性婚法制化」ではなく、「婚姻の平等」を運動のスローガンにしていました。

以上、少し長くなりましたが、同性婚の権利とは、望めば同性同士であれ異性同士であれ結婚に伴う権利を行使できる、ということであって、これまで法的にも社会的にも結婚が定めてきた枠や慣習に同性カップルも従え、という話ではまったくなく、逆に、その枠や慣習を取り去って風通しの良いものにする方向に導くものではないでしょうか。実際、私たちの調査でも、平等を求める志向性は垣間見えてきたところです。

2 非ワンオペ――異性婚は女性を孤立させるシステムである

第1章冒頭に「もっとも望まれて生まれてきた幸せな子どもたち」と、インタビューした家族の子どもたちの印象を記しました。もちろん、世界のどの子も、親に望まれて生まれていることは承知の上ですが、そのような印象を受けたのは、冒頭で述べたように、親である二人の女性が子どもをあやしたりおむつの様子をうかがって必要とあればすばやく替えたり言葉をかけたりおもちゃを取り出してきて遊んであげたり……あれこれの世話をチームワークよく息を合わせてしているからです。四つの瞳が優しく見つめる視線の先にいる子どもからは、溢れんばかりに愛情が注がれていることを感じました。

両親と子どもが一緒にいる、愛情深い家族の姿を見ることはもちろんよくあるわけですが、一般的にいって、男親の子どもへの視線と女親のそれは違うことが多いのではないでしょうか。「イクメン」男性も出てきたとはいえ、多くの場合、男親は赤ん坊を抱っこするのも不慣れで、表情を見て、泣き声を聞いておむつかおっぱいかを判断するようなことも難しく、子どもの世話は母親が主たる役割を担うのが当たり前。密着して世話をしされる母子を見守っている、というのが多くの父親のポジションではないでしょうか。その姿と、二人が同様にメインの世話役である女性たちに見つめられる子どもの姿は、大きく違って見えます。

インタビューした家族、カップルでは、国を問わず、「ワンオペ」での育児をしている方はいませんでした。「二人母親がいるのだから当たり前」のように聞こえるかもしれませんが、産んだ母親は一人です。それでも、産んでいないほうも、分娩の直後から、いえ、出産前の妊娠期間から、ともすればbm以上の責任感と喜びとで育児に主体的積極的にかかわります。父親の育児参加が進まない理由に、男親は産む側ではなくおっぱいも出ないから「父」としての実感が持ちにくい、親になるのに時間がかかる、ともっともらしく言われることがよくありますが、nbmのようすをみていると、それは根拠のない言い訳にすぎないことがよくわかります。母親と同じくらいの熱意と積極性をもって育児子育てにかかわっている男性・父親がいないなどと暴論をするつもりはありませんが、母親が二人いる、というのが基本であることは、子育てをするのになんと頼もしいことでしょうか。もちろん、仕事の事情等々もあり、女性同士のカップルならすべて二人が同等に子育てに関わっているというわけではありません。私たちの調査では、収入が高く仕事上責任の重い立場にあって仕事に費やす時間が長い、いわゆる「男性的」な働き方をしているパートナーは、家事育児時間が少ない傾向も見て取れました。それでも、「ワンオペ」はほぼあり得ない、という状態に、現代の子育て事情の中で羨ましいと感じる女性たちは多いのではないでしょうか。

3　「家族」の多様性への一歩として

「ワンオペ」という言葉は、牛丼屋さんやコンビニなどの二四時間営業店で、時間帯によっては勤務しているのは一人だけ、その一人で調理もレジも店内管理もこなさなくてはいけない、仕事内容も安全面でも過酷な（しかし賃金はそれに見合わない）労働の問題点を浮かび上がらせるものとしてつくられた言葉です。それがいつの間にか、シングルマザーではなく夫婦そろっているにもかかわらず、母親が乳幼児の育児をほとんど一人で担っている状態が過酷な一人勤務を思い起こさせるところから「ワンオペ育児」という表現になったものです。牛丼屋等のワンオペは改善されたものの、育児の方のワンオペは、男性の育児参加が推奨されていても大した変化もなく、こちらのほうを指す言葉として定着してしまいました。

このようにあたかも「ワンオペ」は、男女の夫婦なら「自然にそうなる」、男親の方は仕事で忙しいのだから「当たり前」「仕方ない」、というような受け止め方、理解がされてしまっているのが現状です。しかしこのワンオペ現象は、今の日本社会の現状が生んでいるものであることに注意が必要です。労働時間や通勤時間の異様な長さ、家族親族や地域のつながりが薄れたこと、住環境や生活環境の変化のために子どもの安全確保にフルタイム監護が必要になったこと、等々が背景にはありますが、その根っこには、子どもの世話は産んだ母親が責任をもつべき、という考え方があると言えるでしょう。

そんなの当然、という反応がすぐに返ってくるかもしれませんが、たとえば、今では「子育て支援」として当たり前の、デパート、スーパーや駅のトイレのベビーチェアー。乳幼児をもつ母親には無くてはならない設備ですが、しかし考えてみれば、トイレで用を足すわずかな生理的行動時間まで、子どもを自分の身から離すことができない、というのはちょっと異様な話ではないでしょうか。トイレで並んでいるほかのお客さんや店員さんに、ちょっとお願いしますね、と託すこともできないのです。

そんなことをしようものなら、誘拐されたらどうするのか、そんな非常識な、店員さんに迷惑だ、と非難ごうごうでしょう。あるいはそもそも、小さな子どもをわざわざ連れてこなくとも、買い物の間、同居の親族や隣人に見ておいてもらう、ということもできないのです。こちらもまた、同居親族なんていませんし、隣人にしても日常の付き合いがほとんどないのは珍しくないですし、かりに多少はお付き合いしている間柄でも、子どもを預けるなんてハードルが高すぎでしょう。

つまり、これがまさに、「子どものケア責任」が母親に一〇〇%かかっている、ということであり、それで当たり前、それが当然、と社会全体も思っている、ということなのです。そしてこのような状況になったのは、日本では二〇世紀も後半、地域によって違いますが、一九七〇年代以降のことと言っていいでしょう。それ以前の社会では、階層や文化を問わず、親族や地域で子育てをする、というのが当たり前の姿だったのです。

いま、精子提供によって子をもうけ子育てをしている女性カップルたちは、「家族とは男女夫婦とその間に生まれた実子から成る」というステレオタイプであるにすぎず、かつ、実は歴史の非常に浅い家族のスタイルを変革していく、その一歩を踏み出しているとも言えます。同性婚を求める方たちもそうでしょう。ステレオタイプの「家族」像のなかに混じろうとするのではなく、「家族」や「結婚」そのものを、魅力的な方向にシフトしていくならば、それは異性カップルにとっても、夫婦の実子を育てている家族にとっても、そして特定のパートナーをもたずに生きていく人にとっても、より望ましい社会の在り方を指し示しているのではないでしょうか。

4 母親たちは「レズビアン」か？——性的指向と「家族」のあり方は独立してある

本書では、ドナーによって子をもうけた女性たちを、「レズビアンカップル」と呼んだり「女性カップル」と書いたり、あえて統一的な記載はしていません。その理由は二つあります。

まず一つには、当人たちが必ずしも自身を「レズビアン」とは考えていない場合もあるからです。これには、カップルの片方は思春期前後から強いレズビアン・アイデンティティを持っているがパートナーのほうはそうではない、というケースも含まれます。そのパートナー女性にとっては、好きになった相手が女性だっただけで、自分のことをレズビアンとは考えていない、ということです。しかしそのような場合も、子どもの法的母としての権利、家族の安定性を求めて、同性婚が法的に認められることを望んでいます。同性婚の法制化を求める運動は、当たり前のように「ＬＧＢＴの権利を求める運動」とみなされますが、それは必ずしも正確ではなく、レズビアンでなくとも当事者として同性婚が法制化されることを望んでいる人たちが存在することにも注意が払われるべきでしょう。

二つ目の理由は、かりにカップルの二人ともがレズビアンと自認しているとしても、そうした性的指向と、子どもをもうけ家族として生活していることとは、必ずしも直結するわけではありません。恋愛の最初や、「ラブラブ」な時期には、セクシュアルな部分が二人の関係の重要部分を占める、ということもあるでしょうが、一般にはそれは長く続くものではないのは、いわゆる「普通」の結婚をし子どもをもって生活している異性愛カップルもまったく同様です。ましてや、子どもが産まれ忙しく生活が営まれていく中では、精神的にも経済的にも互いを支え家事や育児をサポートしあう生活者としての関係性がセクシュアルな関係性の部分以上に前景化してきます。それは、性的指向がヘテロセクシュアルであろうがレズビアンであろうが同じことで、パートナーが異性か同性かの違いがあるだけです。本書で重ねて指摘してきたように、「女性同士」のパートナー関係は、互いを支えサポートしあう関係を密に作っている傾向があると、調査に基づいて私たちは考えていますが、それは性的指向性とはほとんど関係ないでしょう。

つまり、子どもをもうけ家族として生活している女性たちを、文脈に関係なく「レズビアンカップル」と呼ぶのは、生活者として全体的存在である人間を性に特化してしまうことになり、偏見にもつながりかねないのではないでしょうか。

もちろん他方では、第1章でも触れたとおり、性的マイノリティの権利が守られず存在そのものが不可視化されがちであることからの葛藤を抱える当事者たちもいます。この点では「レズビアン」「レズビアンカップル」がもっと可視化され、周囲にも社会全体にもその存在が当たり前のこととしてとらえられていくことは重要です。しかし、それはやはり、性的指向やセクシュアリティは、重要部分ではあっても、全的人間の一面にすぎないという認識が伴う必要があるのではないでしょうか。

5　なぜドナーになるか――「山田ファミリー」のケース

精子提供によって子をもうけ育てる同性カップルとその子どもたちにとって、「ドナー」の存在は、まさに不可欠の重要な存在です。自分の精子による子どもが誕生するというのには、現在の一般的常識では、「父親」として法的・経済的・道徳的負担が将来かかってくるのではないかという懸念がまずあるでしょう（実際には、海外ではそのような責任は免除されるように法律があったり、日本でも公正証書による取り決めをしたりするのですが）。

そうした懸念を超えてドナーになるのは、まず第一には、子どもを望んでいる女性を助けてあげたいというボランティア精神によるものでしょう。海外の精子バンクの場合は、少額であれ謝礼が発生するようなので、ボランティア精神に加えてドナーになろうというインセンティブになるかもしれませんが、日本のように精子バンクの利用がまだあまり現実的でなくほとんどの場合は何らの報酬もなく、場合によっては交通費等を自腹で負担して、精子を提供してくれる男性たちはどんな人々なのでしょうか。

第1章でも触れたように、まず、ゲイ男性で、将来女性と結婚し子どもをもつことはあり得ない、と考えている人が、でも自分の子どもを残したいと、友人知人の女性カップルに精子提供してくれる場合が少なからずあります。こうした動機は、比較的わかりやすいものといえるかもしれません。

私たちの調査では、それとは異なる興味深い動機で精子提供をした男性にも出会うことができました。彼（ここでは仮に山田さんとします）は、ＮＰＯで一緒に活動していた女性が同性パートナーとの子どもがほしいとドナーを探しているのを知り、精子提供を決意しました。山田さんの場合その動機は、レズビアンカップルや不妊カップルの助けになりたいという以上に、社会には親子や家族の多様性がもっとあっていいのではないか、と以前から考えており、その一角を担える、という思いが強かったといいます。歴史的・文化的に見ても、生物学的「父」と、社会的「父」は同一である必要は無いし、ある種の文化では、父よりもオジのほうが子どもにとっての意味が大きかったりします。生物学的にいっても、子どもとは、男女双方の親によって生まれてくるというより、先行世代からのつながりのなかで生まれ生きていくのです。それなのに、現代、とくに日本では、「血のつながり」が強調されたり、「両親そろっていなくては家族として欠陥がある」かのような風潮が強いことに違和感をもっていた彼にとっては、いわゆる「普通の」かたちではなく子を産み育てたいと考えている女性たちに協力することは、自然な決断でした。

山田さんは、ゲイではなく、将来的に女性パートナーとの間で子どもをもつ可能性も残されています。そうなったとき、「自分の子どもにきょうだいがいることになるしその女性は嫌がるかも、という心配はしませんでしたか？」と尋ねた私たちに、彼は、驚いたように、そんな心配はしなかった、もし嫌がるとしたらなぜか、どういう理由か聞いてみたいところだ、との返事でした。精子＝父＝親としての責任、といった凝り固まった常識を破る発想からは、たしかにそんな「心配」は、想定外でしょうし、そういう発想に凝り固まっている女性と山田さんがパートナー関係になるとは思えません。

彼は、子どもの出生前に「父」としての法的権利・義務を放棄する公正証書を親である女性カップルと作っています。その際は、カップルの方も彼も、出産後に交流を続けていくつもりはなかったのですが、元々、共通の知人や友人が複数いる間柄ですし、あまり遠くない距離に住んでいることもあり、その考えは変わっていきました。そのうえ、このカップルとの共通の友人だった女性がシングルマザーになっているのですが、彼がこの女性の子育てをしっかりとサポートしているのです。その後に精子提供をして生まれた子どもも含め、クリスマスパーティや夏のバーベキューなどの際には、その家族たちが集まります。現時点で上は六歳から下は一歳の子どもたちまで、彼をドナーとしている子どももそうでない子どももその集いにはいるのですが、子どもたちが元気に走り回り笑い声が絶えない、とても賑やかな集まりになります。皆さんは、自分たちのことを、なかば冗談交じりにではありますが、彼の姓を冠して「山田ファミリー」と呼んでいます。

山田ファミリーの集まりでは子どもたちはまるでいとこか親戚かのようです。現代ではきょうだいの数も少なく親族のつながりも薄くなる傾向がありますが、山田ファミリーは、それにかわる親族ネットワークのようにも見えます。こうした集まりができるのも、子どもたちが幼い間だけかもしれませんが、こうして共通の、あるいは似た境遇にある子どもたちがいとこ、親戚として親しくなることで、かりに思春期になって出自について葛藤することがあっても、互いに力になってくれるのではないでしょうか。

6 「パパ」のプライバシー

山田ファミリーの場合とは異なって、精子ドナーのゲイ男性が、クリスマスプレゼントを贈ったりときには直接会ってサッカーを一緒にしたりして、「パパ」として子どもに関わっているケースにも調査の中では出会いました。しかし彼女たちは、だからこそ、自分たちが同性カップルであり精子提供で子どもをもうけたことを基本的に周囲には開示しない選択をしていました。なぜかといえば、「自分たちの関係性を伝えるとパパのセクシャリティを勝手に開示してしまうことになる可能性がある」と考えているからです。

「ゲイ男性から精子提供してもらった」などとは言わないとしても、「女性カップル」のところにパパが会いに来てくれる、となると、周囲の人が「あー、あれがパパ、ということはあの男性はゲイなのか」と推測する可能性も出てきます。そのゲイ男性はまったくのクロゼットにいる（性的指向を秘匿している）というわけではないそうなのですが、本人がどの範囲までカミングアウトしているのかどうかとは関係なく、彼女たちと子どもを介して、彼とは関係のない他人にまで彼の性的指向が伝わってしまうことはどうしても避けたい、と二人は語っていました。

「精子ドナーによって生まれた事実」をどう開示するか、というのは欧米のレズビアンファミリーの子育てのなかでもかつてより熟考されてきています。「親切な人からママのおなかにタネをもらった」と説明する絵本は欧米のレズビアンファミリーの育児のマストアイテムです。

しかし、知人や友人から提供を受けて関係を保っていくことを選択した場合、そしてその人が性的マイノリティである場合は、話はそう単純ではありません。「パパのプライバシーを守る」ことはもちろんその子のプライバシーを守ることにもつながります。そのような配慮も必要とされるということを調査から私たちは学びました。

第4章 女性たちがつくる家族を通してみる「家族」とケア

牟田和恵

1　女性だけでつくる家族がひらく可能性
——子の「出自を知る権利」に潜む異性愛家族規範の陥穽

（1）子どもの出自を知る権利——レズビアンファミリーのジレンマ

本書でみてきたように、精子提供により子どもをもうけ育てている女性たちにとって、子どもの出自を子ども本人にいつどのように伝えるか、周囲にはどう説明するか、ということは重要な関心事である。ドナーを得て子をもうけたことはまったくのポジティブなことで、恥ずべきことでも隠すことでもないと考えているが、しかし、同性婚が認められておらず女性同士でカップルになることに理解が薄い日本社会において、周囲にどのような理解や受け止め方がされるか、子どもには隠すことなく本当のことを伝えたいし子ども自身は素直に受け止めてくれるに違いないが、まだ幼いうちに本人が自分が聞いたことを周囲の子どもたちや大人たちに伝えたときにどのような反応を子が受けるか、それによって子どもが傷ついたりすることはないか……こうした懸念をまったくしない女性たちはいないと言ってよい。じっさい、そうした事情を見聞きし、彼女たちが抱える困難や葛藤をよりよく理解し、多少なりとも改善に向かわせることはできないものだろうか、という希望から、私たちは科研費の研究課題として「オルタナティブ家族で精子提供によって出生した子の情報開示ジレンマに関する研究」を開始したのだった。

「子どもの出自を知る権利」とは、より詳しく言うと、子どもが、「どのようにして自分が生まれたのか」、「遺伝的ルーツはどこにあるのか」を知る権利のことであるが、このことは第三者がかかわる生殖補助医療、すなわち精子や卵子、受精卵の提供から生まれた人々にとっては、ドナーを知る権利に直結する。この点は、二〇二〇年一二月一一日公布の「生殖補助医療の提供等及びこれにより出生した子の親子関係に関する民法の特例に関する法律」(以下、「生殖補助医療の親子関連法」と略記)において、条文には盛り込まれず附帯条項にとどまったものの、熱心に審議されたことだ。

いま、なぜこのことがクローズアップされてきたのだろうか。

卵子提供や受精卵の提供のような医療的措置を伴う生殖補助医療は、八〇年代に始まる比較的新しいものであるが、精子提供による子の出生自体は決して新しくない。第1章でも触れたように、男性(夫)側の原因による不妊の治療として、第三者の精子を女性の膣内に注入する非配偶者間人工授精

（ＡＩＤ）は、世界各地で以前から行なわれてきた。日本でも、一九四〇年代から公式に医療機関において行なわれ、少なくとも一万人以上の人々が誕生していると言われている。これまでのところ日本では、精子ドナーは匿名で（慶応大学病院でＡＩＤを行なっていた安藤医師は、医学部学生が提供者となっていたことを自ら語っている［安藤 1960: 17］）、ドナーとレシピエント（被提供者）は互いにどこの誰であるかを知らされることは一切なかった。安藤医師によれば、「ドーナーは絶対に秘密」であり、もし「漏れた場合でも誰かわからないように」「数人のものを集め」まぜて使っていたと語っているが［安藤 1960: 18］、このように媒介した医療機関・医師は精子提供の事実を秘匿するよう奨励し親は子どもに一切知らせることはなかった［日比野 2018］。不妊治療の中でもとくに男性不妊は存在しないものとして隠されがちなことも作用して、子どもの出生届や戸籍は、提供を受けた男性不妊夫の妻と、その男性を実の父母として作成され、ドナーの存在はまったく伏せられてきた。

欧米では生殖補助医療における「出自を知る権利」の保障について議論や法制度の整備が進んでおり、とくにイギリスやオーストラリアでは世界でも早い時期から出自を知る権利を認め先進的に法改正を行なってきた。イギリスでは一九九一年に生殖補助医療の管理体制が確立され、二〇〇五年以降の提供については、ドナーの身元を特定する情報も開示されるようになり、匿名制が廃止された［日比野 2018］。

日本ではこうした出自を知る権利についての議論は遅れているが、現実にＡＩＤで生まれそのことは伏せられてきたが成長して知った当事者たちが、自らのアイデンティティについて悩む声があがるようになり、二〇〇五年には非配偶者間人工授精（ＡＩＤ）で生まれた人の当事者グループが設立されている。同会員によると、自分のルーツがわからないというアイデンティティ問題にとどまらず、医療を受診する際に親の病歴を聞かれても答えられず自分の体質に自信が持てないこと、自分自身の子についても四分の一は遺伝的ルーツが分からないことに申し訳なさを感じる、という声がある。また、心理的にも、親にそのような重要なことを隠されていた、親は自分をだましていたのか、というショックを受けることも記されている［非配偶者間人工授精で生まれた人の自助グループ会員 2010］。彼ら彼女らが置かれている困難や葛藤については、近年、学術的研究もなされている［非配偶者間人工授精で生まれた人の自助グループ・長沖暁子 2017、歌代 2012］。

前述の、二〇二〇年一二月に制定された生殖補助医療の親子関連法は、第三者から精子や卵子の提供を受け、体外受精などの生殖補助医療で生まれた子について、親子関係を定める法として成立した。つまり、卵子の提供を受けた場合は出産した女性が母親、精子提供に同意した夫は生まれた子の父親として、誕生直後に親子関係を確定させるものだ。これは、これまで夫不妊のため妻が第三者からの精子提供を受け、夫妻を法的にも子の親としていたのに、離婚等によってその父親から、親子関係が不在であることを求める裁判が起こされるなどのトラブルが起こっていたため、配偶子提供によって生まれた子の権利を安定させるものとして重要だ。しかし、同法では子どもの「出自を知る権利」については、「権利の定義が定まっていない」との理由で条文には盛り込まれず、附則に二年をめどに課題を検討すると記されている。このことには当事者はじめ多方面から批判の声が上がっている。

「精子提供によって生まれた子どもが出自を知る権利」という点では、女性カップルがドナーを得て生まれた子どもたちにも適用されるのが当然のように見える。じっさい、同法をめぐる議論では、それが前提となっているようだ。しかし、本書第１章で明らかにしたように、そうした子どもたちは、ＡＩＤによって生まれ出自を知る権利を求めている人々と事情が同じというわけではない。「精子ドナーの存在」という点のみに着目し、全く同列に考えるのは、かなり短絡的で、かりにその前提のもとに今後法制化が進められるならば、危うさがある。

まず銘記すべき大きな違いは、ＡＩＤによる出生の場合、精子ドナーの存在が隠され、育ての父親が実の親であると信じていたのが裏切られることが、子（ケースによるが、ほぼ成人に達するほど成長したのちの）の「アイデンティティの不安」につながっていることだ。それに対し、女性カップルに生まれる子どもは、「父」の不在を出生直後から知りつつ成長する。ケースによっては、精子提供者を「パパ」「Father」であると知らせ時折の交流を行なっている家族もあるが、それ以外では、母親たちからの説明は、子の年齢によっても異なるし、「精子ドナーを得た」ことをどれくらい直截的に認識して育つかは一様ではないが、ＡＩＤの場合とは違って、「父」が擬制・偽装されることはない。私たちの調査でも、まだ子どもたちは最年長で一〇歳～一二歳前後であったが、ドナーにより自分が出生したことをよく理解していた。私たちの調査では子どもは、ドナーをよく知り関係性がある場合もあれば、「タネをくれた親切なおじさん」としてしか知らないこともあるが、前者は言うまでもなく後者の場合でも、「出自」について、ＡＩＤ児のような「アイデンティティの不安」を果たして抱くようになるだろうか。後者の場合でも、精子取得時に血液型や髪や眼の色、医療情報などは分かっており、母親たちが説明してくれた「親切なおじさん」以上に特定の人物を「父」として追い求めるケースは、少なくとも私たちの調査では見受けられない。デンマーク等の精子提供を行なうクリニックでは、子が混乱することを避けるため、子どもが精子提供者を「父」とみなさないよう、女性カップルたちにアドバイスを行なっているが（第2章参照）、そうした指導がなくとも、不用意に精子提供者を「まだ見ぬ父」であるかのように説明している母親は皆無である。

したがって、精子ドナーによって女性カップルに生まれる子はおそらく、生殖補助医療による妊娠であるとしても、男女カップルの間で妊娠中に男と離別し、シングルマザーとして子を産み育てる場合のような、「父不在」のケースとむしろ似ていると言えるのではないか。こうしたシングルマザーが「父」についてどう説明するかはさまざまだろうが（「父」を同定できない、つまり父が誰かわからない場合もあるだろう）、産まれる前にいなくなり、どんな人だったか、精子提供の場合であれば把握できる血液型や医療情報もまったくわからない場合もあるだろう。子どもは、その不在の「父」を、「どんな人だったのか」と思い描くことはもちろんあるだろうが、「遺伝子情報の二分の一が不明であるから自分が何者であるかがわからない」と悩むことになるだろうか。

今回の法制化で議論されているように「子どもの権利」として、出自を知る権利を保障するとすれば、こうした事情で「父」が不明である者も含め、DNA情報の管理などを通じて、「父」の情報を得られるように制度の整備を進めなければならないはずだが、そのような議論は行なわれていないし、識者にも世論にもそう進むべきという意見はないようだ[1]。

つまり、「出自を知る権利」がクローズアップされてきたのは、「アイデンティティ」の一部として精子ドナーの情報を知りたいという以上に、これまでのＡＩＤにありがちだった、精子提供の事実を伏せられ「父」と信じていた者が遺伝的にはそうでなかったという事実に加えて、もっとも信頼している親からウソをつかれていた、「実の父、家族」ではなかった、ということに起因する、精神的な衝撃を大きな因とするのではないだろうか。その点も考慮したうえで、精子ドナーの情報提供をどうすべきかということを考えていかないと、本書で扱っているような精子提供で女性たちの家族として生まれた子どもたちについても「精子提供によって生まれた」という点のみでまったく同様に適用されるのでは、また別の問題が生じてしまう。精子提供は非匿名でなければならない、子に「父」として開示される可能性があるなどの条件が課されるとすれば、提供のハードルを上げて女性だけでの家族形成をより困難にしてしまうだろうし、子には「父」「母」対が必ず必要であるという、近代的家族規範を存続強化させてしまうだろう。

そもそも、ＡＩＤでの精子提供が「隠され」てきたのは、子は父母と血がつながっているべきと考えるいわゆる「実子信仰」に加えて、男性不妊が男性としての瑕疵として捉えられてしまわないよう、不可視にしてきたことがその根底にあるだろう。つまりは、ＡＩＤで産まれた子に真実が告げられなかったのは、男性中心主義の家父長制的家族を守るためと言ってもいいだろう。本書の調査でも明らかにしてきたように、女性たちがドナーから精子を得て子を産み育て家族をつくるのは、それとは対極の発想による営みだ。そう理解するならば、女性カップルやシングル女性の精子提供による妊娠出産とAIDの場合とを同列において精子提供と家族形成を困難にしてしまうのは、女性カップルに限らず、これまでの固定的な家族のかたちとは異なる多様な家族の在り方、ライフスタイルを求めようとする人たちにとっても可能性を阻害することになってしまうのではないだろうか。

（2）法の意義と問題点——「男女平等」の誤謬

今般の生殖補助医療の親子関連法は、AIDで生まれた子どもの法的地位がその後の両親の婚姻の破綻等の事情にかかわらず、父子関係の安定が確保されること、卵子提供や代理懐胎で生まれた子どもの母子関係が規定されたことなど、意義はじゅうぶんある。また、先に述べたような問題点ははらんでいるものの、附則や附帯条項で今後検討されるべきとされている内容にも重要な点が含まれている。

そのように本法を評価するとしても、否、評価しこれからの検討に期待をするからこそ、本法には看過できない問題がはらまれていることを本項では指摘しておきたい。

それは、本法にはジェンダー視点が不十分ではないかということだ。その典型が、本法では精子提供と卵子提供とが全く同列に扱われていることに現れている。

同法の附帯決議十四9には、二年以内の検討課題として、「精子・卵子提供者を含む当事者に対する生殖補助医療に係るインフォームド・コンセントの確保・確立と不利益の回避のための具体的な制度の在り方」が挙げられている。

　これは一見、配偶子提供者の権利を守るために必要な制度をつくるという、至極まっとうなことがうたわれているように思える。しかし、「精子・卵子提供者を含む当事者」から始まるこの文言には、卵子提供と精子提供者の区別がない。しかしながら、卵子提供と精子提供には、非常に大きな違いがある。

　卵子と精子では、受精後の発生と成長において子の生物学的遺伝的要素の半々をなすのはその通りであるとしても、精子と卵子の採取における身体的負担は極めて大きな差がある。精子の場合は、夢精やマスターベーション等で、日常生活の中でも頻繁に放出されており、生殖補助医療の目的で採取する場合も、身体的負担はさほどない。本人の自力で行なえるものであって医療的措置は必要が無いので、医療機関でなくとも可能である。

　それに対して、卵子の採取は、精子の採取と異なって、医療的侵襲を伴う。初経以降、女性は自然状態で月に一回一つの排卵が起こるが、卵子採取の過程においてはホルモンの投与によって複数個の排卵が誘発される。また採取に際しては麻酔や、お腹に採取のための針を刺す準手術的手技が必要になる。これらの医療的プロセスのために、排卵誘発剤による卵巣過剰刺激症候群（ovarian hyperstimulation syndrome: OHSS）からホルモン剤による身体のむくみ、長期的にみて卵巣がんのリスクを高める可能性などまで、数多くの副作用や合併症の危険性がある。アメリカ・ニューヨーク州の「生命と法に関するタスクフォース」（The New York State Task Force on Life and Law）は、卵子提供を考慮する女性へのガイドブック「卵子ドナーになることを考えている？ 決める前に事実を知ろう！」を発行しているが、(2) ここには、「卵子提供は私の毎日の生活に影響がある？」という項目が設けられている。最初に「卵子提供は時間をくいます（time-consuming）」と述べ、時間と手間がかかることと共に、「仕事や学校のスケジュール管理の責任はあなたにあり、卵子提供プログラムに合わせてもらう」「仕事や学校、家庭との両立が難しいと感じるドナーもいる」ということ、嗜好品（煙草、アルコール）や性交渉、薬剤摂取（処方薬・違法ドラッグを問わず）に厳しい制限があることを説明している。こうしたリスクや生活上の制限は、精子提供には無いことは言うまでもない。

卵子提供にしろ精子提供にしろ、生殖補助医療の結果として生まれる子どもとの遺伝的関係、子の出自にとっての法的・倫理的問題は同様に負うのであるから、インフォームド・コンセントを得る必要のある内容に重複は当然あろう。しかし、このように、卵子採取には精子採取にはまったくない身体的侵襲・負担があるのであるから、インフォームド・コンセントの内容や手続きは大きく異なり、卵子提供者への説明や配慮、リスク管理のサポートは、質も量も充分に手厚いものでなければならないはずだ。それがこのように、全く同列に並べて「生殖補助医療に係るインフォームド・コンセントの確保・確立と不利益の回避のための具体的な制度の在り方」を二年以内に検討する、というのではいかにも不十分ではないか。

こうした、男女を平等に扱っているようで、実は身体性に由来する差異を無視することで生じる女性差別は、生殖補助医療に関すること以外にも多々ある。その典型的な一つが、拙稿［牟田 2009］で述べたことであるが、親権の男女平等である。

子の出生の瞬間から（正確には出生前の胎児の時点でも）、母と父は同等の資格で親であり、親権を平等に有する。遺伝子やＤＮＡなど、子のヒトとしての出生には、男性の生物学的要素が半分を成すのだからそんなのは当たり前であると説明され不思議にも思われないが、しかし、よく考えてみればおかしくはないだろうか。父は、子の出生においては、一度の性交によって精子を提供したにすぎず、それ以外の、受精し胚胎し生命として胎児として成長していく九カ月にわたる過程、そして出産によって人としてこの世に出生することはすべて、母体で起こる。母体が極端な食事制限や過激な運動などをすれば、着床も成長も妨げられるだろうし、妊娠の期間は母体はつわりをはじめとした体調不良に悩まされ、生活上の不便を耐え、そして分娩時には自らの身体に過酷な苦痛を経る。つまり、子の出生に至るまでの営みは一〇〇％母によって起こると言っても過言ではない。それなのになぜ出生時から、母と父は同じ意味で「親」なのだろうか？　父のＤＮＡに半分は由来するとは言っても、たとえてみれば、材料の半分を提供したとしても、苦労の多い製作の作業には何も関わらなかったのに、出来上がった製品の半分は自分のものだと主張するとすれば、とんでもない強欲と言われるに違いないが、出生と同時に対等に親、というのはそれに似ていないだろうか。対等に親どころか、子の名前を付けるなどには、母親よりも父親の意思が通されるようなことがありがちではないだろうか。そもそも、夫婦同姓が強制されている現在は、ほとんどすべての子どもが父系に由来する姓を持つことになるわけで、むしろ父性のほうが母性より優先されていると言ってもいい。

もちろん、こうしたことが強欲ともおかしいとも思われず、当たり前のこととして通用しているのには理由がある。それは、多くの場合、「父」は母のパートナーであり、子の妊娠中から出生後の成長の過程で、母子の生活は父＝男性の経済的扶養によって成り立つ、という前提があるからだ。出産にかかわる費用を負担するのも父であることが多いだろう。つまり、出生時から「父母が同等の親権や親性を持つ」ということが自明視されるのは、家父長制的家族観念に加えて父親の社会経済的な力のゆえであって、ＤＮＡや染色体において男性の生物学的要素が生まれる子の半分を構成しているから、という「科学的」「生物学的」根拠による説明は、それを上書きしているにすぎないのではないだろうか。

明治民法の時代には、親権は男性＝父のものであった。敗戦により日本国憲法が制定され一応の男女平等が実現したことによって、親権は父母平等となった。かつては夫婦離別の際には母は子を置いて婚家を出ざるを得なかったが、ここから母が子を引き取ることも可能になった。こうした変化のために、母の親権が認められたおかげで離別の際に母が子を手放さなくともよくなったことは女性にとって大きな福音だったのは確かだが、そのことは、かつては子を婚家に置いて「身一つ」になることで稼得能力も回復できたのが、シングルマザーとして母子が貧窮に追いこまれるという結果も生んでいる（しかも、養育費の支払いも行なわない父＝男性は多い）。これもまた、「女性差別」が解消されたことで、その結果がかえって女性を困難に追いやる、という皮肉だ。

出生時から父母に親権が同等に付与されるのは、男性の父性を女性の母性と同等のものとしてねつ造しているという意味で、非常に男性優位で家父長的なロジックだ。皮肉なことだがこれは、身体差は大きくあるにもかかわらず男女は同じく平等であるとする（それ自体はきわめて正当な）「ジェンダー平等」「男女平等」の看板の陰に隠され作り出された誤謬と言えるのではないか。卵子提供と精子提供を同等に扱おうとすることもまた、身体性を無視した「男女平等」が正当化する誤謬である。生殖補助医療の親子関連法の今後の検討では、この点に十分配慮した議論をぜひ期待したい。

（3）「男無し」で家族をつくる女性の権利

同法の附帯決議には、「8　同性間のカップルにおける生殖補助医療の提供の在り方や同性間のカップルに対する生殖補助医療に係る支援の在り方」（第二〇三回国会参法第一三号　附帯決議十四8）の項目があることは、大いに注目できる。リプロダクティブ・ヘルスライツの観点からすれば、婚姻上の地位によって生殖補助医療を受ける権利に差をつけるのは人権に悖るから、同性カップルや、さらにはシングル女性への支援は当然である（本書第2章で触れたフランスの生命倫理法はその観点から改正されている）。

本書で何度も触れたように、信頼性が保証された精子バンクが無く男女婚姻カップルしか生殖補助医療が受けられない日本の現状で、女性カップルはさまざまな困難を経験しており、外国と比較すると、精子を求めて苦労せねばならない日本の現状がいかに「野蛮」なものか、調査中に何度も痛感せざるを得なかった。

それが、この附帯決議項目にあるように、同性間のカップルへの生殖補助医療の提供、支援をも考慮するものならば、医学的環境の整った信頼できる精子提供システムが、有配偶の女性に対するのと同様に整備されることが期待されるし、シングル女性も対象に含まれるべきであろう。

しかし他方、本章1節の（1）で論じたように、同法では、子どもの権利条約という裏付けもあり、精子提供で生まれた子の「父」の情報を知る権利が子どもの権利であるとして当然視され、附帯決議では精子卵子の提供者に関する情報の開示を求めるなどの「出自を知る権利」の在り方などの課題について必要な法整備を検討する項目としている。

この点について、ＡＩＤで生まれた子どもと女性カップルが精子ドナーを得て産む子どもとを同列に扱うことには十分慎重であるべきことはすでに述べたが、精子ドナーの情報開示が「出自を知る権利」とされ、精子提供者の非匿名義務付けに直結することになれば、いくつもの意味で問題があり、精子提供によって子をもうける女性たちに不利に働きかねない。

精子提供で子をもうける女性カップルの懸念の一つは、ドナーとの取り決めにもかかわらず、万一ドナーが「父」としての権利を主張する事態に至ったら、あるいは、法的な点は措くとしても女性たちの意に反して「父親」としてのかかわりを望んできた場合にどうするかということである。本調査で明らかにしたように、子育ての上で子どものためにもドナーとつながりを持ち続けたいと望む女性たちもいるし、程度の差はあれ「パパ」として子どもに接しているケースもある。しかし、そのようなかかわりを望まないケースもあるし、子どもとのつながりを維持している場合であっても、母親たちと子どもの日常に「父親」として過度に介入されるのは誰も望んでいない。さらには、ｂｍに万一のことがあった場合、ｎｂｍよりもドナーのほうが法的に親権を持つ「父」として認められるような事態を危惧している女性たちも多い。それを防ぐために、公正証書を作っているケースもあるのだが、日本の法の現状では、ドナーが「父」としての認知を求めれば、公正証書での取り決めよりも効力を発揮する。

このように、民法上も人々の通念の中でも、「精子」と「卵子」の提供者は同等に親であるという考えが根深いなかで、生殖倫理にかかわる法が匿名での精子提供を認めなかったり、精子提供者の情報開示を「父」として知る権利として求めるような事態になれば、そこから生じる問題は決して看過されるべきでない。

かりに非匿名が義務付けられたならば、（法的責任の免除を法で整備したとしても）、提供のハードルが上がると当然予想でき、同性カップルやシングル女性の子を持ちたいというニーズに応える障害となる。

もちろん、これには、すぐに「子ども本位に考えるべき」という反論があるだろうが、しかし、子の「出自」とは、「父」「母」により証明されるのだろうか。そう考えるのは、「（実）父・母・子」の三位一体神話が、無批判に前提となっていないだろうか。私たちの調査からは、匿名のドナーを意図的に選び、「ドナーはドナーに過ぎない。子どもに父がいるかのように考えるのは子にとってフェアではない」と言い切る母親たちもいた。親は産んだ女性とそのパートナー、というかたちの家族はそれでなにか問題があるだろうか。幼いころから「お母さんたちが親切なおじさんからタネをもらって生まれた」「家族はあなたたち子どもと二人のお母さん」と説明され自然に受け入れてきた子どもたちにとっても、「父がいない」家族であることは、他の子どもたちとは違っていても、「当たり前のこと」ととして受け入れられていくのではないだろうか。

それにもかかわらず、生命倫理にかかわる法で、精子提供者の情報を必ず子に開示しなければならないとするのは、どのような場合、どのような家族においても、子には必ず「父」がいなければならないという近代的家族規範を存続強化することに他ならない。その規範のおかげで、生殖補助医療とは関係なく、いまでも、ひとり親女性や意図して非婚で子どもを産む女性には厳しい社会的視線が向けられるが、生殖補助医療倫理においても精子提供者の情報開示にこだわるというのは、意図して男無しで女性だけで子を産み育てようとする女性たちを咎めるようなものであろう。女性だけで家族を作るのは許さないというイデオロギーをそこに感じざるを得ない。

「男女対と子ども」という家族形態が自然であるとみるのは、近代に至る前後に産業化社会において生まれてきた歴史的産物であることは、つとに論じられてきた。人類学的知見によれば、母系制家族こそが家族の起源であるし、「父を知らない」母系制大家族の社会も現存する。少々長くなるが、紹介しよう。

金龍哲の研究によれば［金 2011a、金 2011b］、中国雲南省のモソ族は、一五〇〇年以上の歴史を持つ、母系制大家族制度を維持する人口五万人の少数民族であるが、「父を知らない社会」として知られる。

祖母が家庭の中心であり、家族全員が彼女の血を引き、「男は娶らず女は嫁がず」、生家で母親、兄弟、姉妹と生涯一緒に暮らす。母系制自体は、母方の血筋によって家族や血縁集団を組織する社会制度であり、日本も鎌倉時代以前は、母系制社会であった。母系制にあっては、結婚後も夫婦は別居または妻方の共同体に居住する母方居住を行なう場合が多いが、モソ族の特徴は、少なくとも通例的意味での「結婚をしない」ことだ。恋人関係になると男性は自家で夕食を済ませると女性のもとを訪れ（思春期になると女性は家に恋人を迎える部屋（花楼）を持つ）、朝食前に自分の家に帰っていく。そうした関係は、男女互いが望む間のみ続き、同時に複数の関係が進行することもある。そのうちに女性が妊娠すれば、子どもは女性の家族から祝福されて家の子どもとして産まれ、産んだ母親に加え家母長や兄弟姉妹たち（生まれた子からすれば祖母とおじおば）によって養育される。恋人関係が公式なものとなって「走婚」（通い婚）の形をとることもあるが、その関係の中で生まれた子供で、生物学的「父」が明白な場合でも、男は儀礼的役割を果たすことはあるものの、子に対して扶養などの責任を負うことは無く、モソ社会には「父」という呼び方もない。母のところに通い続けるとしても、夜来て朝早くに帰っていくため、子と顔を合わせることはあまりなく、「父」の存在を全く知らない場合も少なくないし、きょうだいの父親が異なっているのも普通である。モソ社会においては、男性は、オジとして、同居する姉や妹の子どもに対して養育の責任を負うのだ。

さらに興味深いことに、モソ社会は「父」という概念がないだけでなく、「母」も私たちの常識とは大きく異なる。モソでは、母も母の姉妹も同じく「母（アミ）」なのだ。アミたちはみな子どもの面倒をよく見るので、産みの母がどのアミか知らない子どももいるという。

こうした家族の在り方は、中国社会において、とりわけ文化大革命の時期には「野蛮」なものとされ、漢族に倣った家父長的家族への転換が強制されたこともあったが、その後、伝統的文化の維持が認められ、むしろ母系制大家族の家族の在り方が、家族員が（みな血がつながっており生まれてからずっと一緒に暮らしているので）仲睦まじく社会が安定する、男女平等で産みの母の負担が小さい、男女の関係において愛情が最優先される、子ども虐待や高齢者孤独死の問題が発生しないと、自文化を高く評価するようになった［金 2011a、2011b］[3]。

本書読者をはじめ、多くの日本人には、驚くような家族形態であろうが、しかしながら、少なからぬ女性たち、とくにワンオペ育児を余儀なくされていたり、将来の人生設計をするのに仕事と子育ての両立ができるだろうか、と悩んでいる女性たちは、これはいい！羨ましい！と思うのではなかろうか。もちろん、生まれた家にほとんど一生とどまり暮らしていくということに違和感はあるだろうが、子どもを産み育てるのに、夫に経済的依存をせずに済み、夫婦の育児家事分担に苦労せずとも自分と同じくらい子どもの面倒を見てくれる多くの助け手がいる。子育てには理想的な環境ではないか、と。

考えてみれば、女性たちが産み育てる家族は、モソの母系制大家族に少し似ているところがないだろうか。男性に経済的依存する必要が全くなく、稼得と家事育児の役割分担も前提とされず、当たり前に育児がともに担える……。「母系制大家族」は、夫という意味での男性を組み入れない（オジとしての男性は別として）ことを基本に成り立っているが、女性カップルたちの家族はまさにそれではないか。モソの家族の利点は、女性カップルによる家族とも共通したところが多いのも当然かもしれない。

モソとは異なる現代的環境においても私たちの「常識」が当然としてきた家族の形を取らない、多様な家族のほうが子育てに楽である、という事例は他にもいくらでもある。

まず一つは、ポリファミリーの事例である。ポリファミリーとは、ポリアモリー、つまり、同時に複数の相手との性愛関係を、関係する人々との完全な合意のもとにもつ人々／形態のことで、その人々が一つ屋根の下に住んで生活を家族としてともにする場合、ポリファミリーと呼ばれる［深海 2015］。いっけん、浮気・不倫、あるいは乱倫などと誤解されがちだが、一対一の関係を絶対の道徳とみなす規範に疑問を呈し複数のひとを誠実に愛する、新たなライフスタイルである。

ポリアモリーは、言うまでもなく、本書で扱ってきた女性同士のカップルの関係のあり方や家族生活とはまったく異なる。しかし、実はポリファミリーは、理の当然として、親密な関係（性関係があるかどうかは別として）にある大人を三人以上家族の中に含むこととなり、子育てにおいてサポートが得られやすい。ポリアモリーの人々は、基本、リベラルな価値観の持ち主で男女の性別役割分業には批判的であることも作用して、実の親であるかどうかにかかわらず、大人たちは男女とも家族内の子どもたちをよく世話し、子どもも親以外の信頼できる大人と安定的な関係を築いていく。つまりポリファミリーは、家父長的でしばしば母親のワンオペが余儀なくされる家族形態とは異なるという意味で、女性たちがつくる家族と共通点を持つのだ。

また、家族や一人暮らしの人々が大きな家で食住を共にし暮す家族形態もある。これと似た形態にコレクティブハウジングがある。コレクティブハウジングでは共有のキッチン・ダイニング、リビングを持つがあくまでそれぞれの家族単位が基盤とされる。これに対し、家屋を共有で所有し、それぞれの家族・個人単位でのスペースはあるけれども、食事や子育てなどを共に行なうのが共住の家族形態の基本である。その例として紹介されているアメリカ・コネチカット州ハードフォードのScarborough Familyは、三組の夫婦を含む大人八人と子ども三人より成るが、核家族形態に閉じたライフスタイルを忌避し環境にもより配慮できる新たな生活形態として営まれている。彼(女)たちはポリファミリーとは違ってモノガマス(一夫一婦的)な関係をそれぞれ保っているのだが、それでも周囲からは、「乱婚のコミューン」と誤解され、街区の居住ポリシーに反すると訴訟を起こされるに至った(そのような多人数での暮らしができる住まいは大邸宅であり、高級邸宅街の住人からは余計に反発が大きかった)。単身者をふくめ、大人は子どもたちの世話を積極的にし、学校の行事にも出かけていく。ここには親-子の単線ではない、世話をする大人と子どもの関係が複線で形成されている[The Scarborough Family and Michael W. Yarboronh 2019]。

他方、シングルマザーの家族は、前述のような家族・生活形態とは対極で、たった一人の親が子育てをする状況にあるように想定されがちだ。実際、シングルマザー世帯の貧困や困難はつとに指摘される通りで、子どもの社会化や進学において不利とされる。しかし、実は、シングルマザーの家族は、さまざまな形で親密で日常的な人間関係を家族外に維持しているケースも多々ある。経済的・生活実践の上での多大な援助を親から得ている場合もあるし、シングルマザー同士の助け合いもしばしばみられ、シングルマザー専用のシェアハウジングは各地にある。実は、シングルマザーは、シングルで夫＝男がいないゆえに、「母＋子」同士で親密な助け合い、サポートの与えあいが遠慮なくできる、という有形無形のメリットがあるのだ（むろん、孤立状況にあるシングルマザー世帯のことを忘れるわけにはいかないが［神原 2013, 2020］）。

こうして見てくれば、「多様な家族」として例外的、しばしば逸脱的とみなされる家族形態の方が、むしろ子育てにとっては安定的で、大人にとってもフレキシブルで余裕が生まれる生活実践を行なえている場合も少なくない。もちろん、法や制度に拠っていないゆえの不安定さもあるだろうし多人数であるために互いの関係を調整する心的ストレスやスケジュール調整の手間暇はかかるだろうが、離婚率を見れば歴然であるように婚姻関係にある一対の男女の夫婦であれストレスは不可避に発生している。そう考えると、むしろ「多様」でない、男女夫婦による核家族のほうが、かりに経済水準という意味では問題がなくとも、厳しい生活環境を余儀なくされている「異端」であるともいえそうだ。

つまり、男性とつくる異性愛核家族が女性にとっていかに過酷であるかが見えてくるのだが、しかし女性たちは、驚くべきことにというべきか、当然のごとくそこに誘導されていく。女性は将来にわたって経済的自立を果たすのは困難だから結婚で安定を得る必要がある、精神的にも男性に頼れるのが幸せ、子どもをもつならば夫がいなくては、等々、あたかも女性は男性との結婚を通してでなければ人生の安定も子どもも得られないような思い込みも存在している。しかし、実際のところ、女性の平均賃金、雇用の不安定、年金の不備などを見ても、男性と結婚して家族をつくらねば安定的な生活をするのは困難だというその懸念は決して単なる杞憂ではなくて厳に存在する社会構造のせいでうまれている。つまり、多くの女性たちを男性との結婚や家族形成に向かわせるのは構造的ワナがあるからだといっても過言ではない。女性たちでつくる家族は、そのワナから外に一歩を踏み出した家族であると言えないだろうか。本書で詳述したように、「レズビアン」という性的アイデンティティは、女性たちで作る家族の唯一の要因であるわけではない。彼女たちは、性的パートナーである以上に、生活のパートナー、人生のパートナー、子育てのパートナーとして気の合い信頼できる女性とつながり、女性同士の生活を実践している。むしろ、「レズビアンだから」とひとくくりにするのは、「逸脱」とされるのを避けて男性との単婚家族に向かわせる構造的ワナの一部ではないだろうか。女性たちが相手の性別にとらわれず、よりよい生活のパートナー・仲間を得て、女性だけで子どもをもうけ家族をつくる選択をするのは女性の権利の一つのはずだ。

2　女性たちがつくる家族と「ケアの倫理」

岡野八代

はじめに

本書ではここまで、わたしたちが行なった調査を基に、フランス、イタリア、アイルランド、台湾そして日本における女性カップルでドナーから得た精子で妊娠、出産し、家族として暮らしている女性たちの経験・実践について記述してきた。そのなかには、困難や葛藤も含まれるが、とくに日本の場合、同性婚が認められていないだけでなく、そもそも同性カップルに対していっさいの権利が保障されていないために、社会全体の無知や偏見に彼女たちが晒されていることが見えてきた。

そこで本節では、彼女たちの経験を家族形成のプロセスとして捉えるために、日本でも近年注目を集めるようになった同性カップルたちの婚姻の権利をめぐる議論を「ケアの倫理」という視点から再考する。二〇二一年三月一七日札幌地裁が下した同性婚を認めないのは憲法違反とする判決は、画期的なものだった。しかしながら、同性愛者たちのこれまでの運動や経験を詳細にみるならば、同性婚の法制化は「平等な権利」承認であるからと手放しで歓迎することはできない。それは、国家が婚姻制度を通じて、家族構成員を選別し、その構成員のケアにかかる負担を同じ家族構成員に一手に引き受けさせようとする、規範的な家族へと吸収されていくことにもつながるからだ。本節で試みられるのは、同性婚を全否定することなく、なお、彼女たちの経験を、オルタナティブな家族へと開かれた実践として、その可能性を救い上げることである。

（1）二〇二一年三月一七日札幌地裁判決

二〇二一年三月一七日、札幌地裁で日本で始めての同性婚をめぐる違憲裁判で画期的な判決がなされた。二〇一九年二月一四日、札幌を始めとした東京・大阪・名古屋の地裁、そして、九月五日には福岡地裁でも提訴された、「結婚の自由をすべての人に」訴訟（以下、同性婚訴訟）は、まずは札幌地裁の武部知子裁判長によって「同性間の結婚を認めないのは、憲法に違反する」と断じられた。G7のなかで唯一、同性カップルになんら法的な権利を認めてこなかった日本社会にとって、まだまだ地裁判決であるとはいえ、今後日本社会を大きく変革するきっかけとなるかもしれない、歴史的な判決であった。[4]

札幌判決に至るまで、日本社会で生きる同性愛者たちは、さまざまな偏見はいうまでもなく、パートナーと結婚できないがゆえに、地域社会や職場で、あるいは医療現場や社会保険上の取り扱いなど制度上の、そして法的な差別を被って生きてきた。家族や親戚にカムアウトできずに地元を離れ孤独をかみ締めたり、信頼できるパートナーと生きていても将来不安に襲われたり、思春期にはいじめに合わないか周囲の目に怯え、自分自身を隠して生きることに苦しんだひとも多いだろう。

日本では、戦前の天皇制家族国家観の反省のうえに、その脱却をめざした現行憲法が存在する一方で、「伝統的な家族」にこそ、日本国家の礎を見出そうとする政治家が権力を維持し続けた結果、「婚姻は、両性の合意のみに基づいて成立」し、婚姻や家族に関する法律は、「個人の尊厳と両性の本質的平等に立脚して」制定されなければいけないとする憲法二四条や、幸福追求する個人の権利を政治は最大限尊重せよという憲法一三条の精神は、時に骨抜きにされるような社会構造ができあがってしまった。

たとえば、自民党の政策パンフレット「性的指向・性同一性（性自認）の多様性って？」（二〇一六年）では、[5]憲法二四条にある「婚姻は、両性の合意のみに基づいて成立」することが「基本であることは不変であり、同性婚容認は相容れません」と主張している。このように二四条の「両性」という文言については、制定当初男女であることが想定されていたことから、憲法改正をしないと同性婚が認められないと誤解されることが少なくない。しかし、当時の制定意図は、戦前の戸主制度の下で民法によって家族員の婚姻については家長の同意が必要とされ、「妻は夫の家に入る」と定められて女性の権利が認められていなかった状態を改正することであった。したがって、本条項においては、当事者二人の「合意のみ」で婚姻が成立することが重要であり、二四条最大の核心であることは強調してもしすぎることはない。さらに補足しておけば、札幌地裁判決でも触れられているように、当時は異性婚のみが想定されていて、同性婚は想定されておらず、したがって、想定すらされていないものを禁止していると考えることはできない。

以上のように二一世紀に入っても、憲法を誤読・曲解してまで強固に異性婚にこだわり、選択的夫婦別姓すら認められず、強かんでさえ婚姻間では犯罪と認められてはこなかった現状は[6]、日本社会の根幹にあるジェンダー問題を象徴しているといえよう。なお同性婚をめぐっては、とくに若者の間ではすでに過半数は法的承認に賛成してきたし、判決直後の世論調査では、同性婚を法律で認めるべきという意見は、全体の六五％をしめ、認めるべきでないの二二％を大きく上回った[7]。

本稿では、「同性愛者に対しては、婚姻によって生じる法的効果の一部ですらもこれを享受する法的手段を提供しないとしていることは[8]」、憲法一四条に定められた「法の下の平等」に反するとして、同性婚を法的に認めないのは憲法違反だとしたこの画期的な裁判を念頭におきつつも、「ケアの倫理」という視点から[9]、同性カップルたちが築く関係性が法的に承認されることにいかなる意味や可能性があるのかを考えてみたい。そこで以下、同性婚法制化以前の同性愛者たちの経験を論じた議論を経由しながら、ケア実践とはなにか、そしてケア実践を中心に家族の経験を描くことによって、同性婚の法的承認は、婚姻の意味を書き換える潜在力があるのだと訴えてみたい。

(2) パートナーから家族へ——同性愛者たちと「家族」

札幌地裁判決後の現在、そして、すでに二九の国・地域で同性婚が認められている国際状況から考えると、同性愛者たちが自分たちの関係に対する法的な承認を求めることは、彼女たち・かれらの権利保障にとって当然の、そして率直な主張であるかのように思えるかもしれない。

しかし、実際のところ、同性愛者たちと婚姻の権利主張の歴史は、それほど平坦なものではない。

むしろたとえば二〇一五年にようやく同性婚を認めない州法に対して違憲判決が下された合衆国では、少なくない活動家や研究者は、同性婚に反対し続けてきた。現在でも、国家制度としての婚姻に対しては、後にその一部について論じるようにさまざまな視点からの異論が存在するのだが、ここでは同性愛者と家族との関係から、その歴史について触れておこう。

同性愛者たちの運動は、合衆国であれば七〇年代から八〇年代にかけて公民権運動や女性解放運動とともに、ゲイ解放運動として最初の大きな波を迎える。いまや日本を含め世界中の各都市で開催されるＬＢＧＴのレインボーマーチ／プライドマーチの端緒となったといわれているストーンウォール・インの反乱が一九六九年であったことからも伺えるのは[10]、同性愛者たちの運動は、国家権力による抑圧や暴力からの解放を目指して始まった運動だったということである。日本社会では現在にいたるまでなんら権利保障がない一方で、二〇〇三年まで存在したいわゆるソドミー法といわれる、同性間の性交を刑法上の犯罪としてきた合衆国とは異なって、国家による制裁も存在してこなかった。それに対し合衆国のようなキリスト教社会が背景にある国では、犯罪とされるほどの禁忌と抑圧、差別を受けるなかで、同性愛者たちの運動は、国家への抵抗に焦点が当てられていた。

彼女たち・かれらにとって、家族はそうした自らを抑圧する国家を象徴する制度の一つであった。家族制度の抑圧性は、同性愛者たちが、のちに離死別を経験する場合があっても、ほぼ例外なく母と父の間に生まれ、育つといった経験からも、日々継続的に強度をもって実感されていた。家族とは、彼女たちをとりまく主流社会――政治・法制度、文化、メディア、教育など――を根底から支える（強制的）異性愛中心主義と同性愛嫌悪が育まれる場だったのだ。その意味で、民族的・人種的マイノリティにとって家族がマジョリティ社会からの差別に対する緩衝体としても機能することと対照的である。

ゲイ解放運動を駆動するそのような家族観が醸成される背景には、資本制下における経済ユニットとしての「家族」と社会全体を構造づける「性別役割分業」の問題を七〇年代以降問題にしてきたフェミニズム理論の影響を見ることができる。たとえば、一九七一年にロンドン・ゲイ解放戦線は以下のようにはっきりと、家族は同性愛者たちを抑圧する社会の基本のユニットであると宣言し、自らの運動の在り方を規定していた。

> ゲイの抑圧が始まるのは、社会の基本ユニットとされた家族のなかである。家族は、責任を任される男性と奴隷である女性、そして、そうした両親こそが理想的なモデルなのだと強制される子どもたちからなる。この家族形態こそが、同性愛に反対しているのだ。［Quoted in Weeks 1990 : 196］

こうした家族制度に対するラディカルな批判は、すでに触れたように、異性愛中心家族のなかで生きざるを得なかった同性愛者たちが、家族に同性愛者だとカムアウトした途端に、家族の縁を切られたり、「病気」扱いされたり、世間体を気にする親たちからその性指向を隠すように言われたりといった現実、あるいはそうなる恐怖や不安の経験からうまれてきた切実なものであるが、同性愛者と家族とを互いに相容れないものとしてきた。

一方では、自らが生まれ育った家族や親族が、同性愛者たちを拒絶し、排除する。他方では、同性愛者たちは、そうした家族制度が支える社会や国家に対して、だからこそ抵抗し、男女格差を内包した異性愛中心社会からの解放を訴えてきた。家族と同性愛者たちの間の、このような相互の拒絶に対して、じっさいの同性愛者たちの経験から異議を唱える貴重な調査研究が、同性婚がまだ世界のどこにおいても認められていなかった三〇年前の一九九一年に公刊される[11]。それが、『私たちが選ぶ、さまざまな家族（*Families We Choose*）』である［Weston 1997］。

ウェストンが同書の「ペーパーバック版への序文」で振り返っているように、彼女は、多くのゲイ・レズビアンたちが集う八〇年代のサンフランシスコで調査を始めたさい、彼女たちのセクシュアリティや同書のテーマとなった「家族」に関心があったわけではなく、むしろ、彼女たちのアイデンティティ、彼女たちをとりまくイデオロギーと、それへの抵抗拠点としての社会正義をめぐる研究に着手しようとしていた［ibid.: xiii］。ウェストンもまた、七〇年代のゲイ解放運動当時に流布されていた、〈同性愛者と家族の相互の拒絶〉といった先入観に縛られていたのであろう。しかし、彼女は調査をはじめると、同性愛者たちが「ゲイ・ファミリー」あるいは、「私たちが選ぶ、さまざまな家族」といった言葉に出会わないときはないほど、皆が口をそろえるように家族について語ることに、新鮮な驚きを感じたという。少し長くなるが、彼女のその驚きと、研究テーマをそもそも大きく変えたほどの戸惑いがどんなものであったかを知るために、引用してみよう。

わたしは、それ以前にはほとんど口にされることはなかった「ゲイ・ファミリー」といった言葉が、予想に反して多用されていることに戸惑わざるを得なかった。なぜ、レズビアン、そしてゲイ男性たちは、近しい友人たちを親族 kin として呼びなおすことにこんなに必死になっているのだろうか。なぜ、みなが突然、子どもを作ったり、養子にすることを話し始めたのだろうか。彼女たち・かれらはいつもこんなに、自分のゲイの息子の死に際になってやっと息子のパートナーと慰めあうようになり彼に敬意を示すようになった母親の話を繰り返し語っているのだろうか。[ibid.: xiv]

ウェストンは、アメリカの同性愛者たちは、家族愛や家族への忠誠心を強調する、極めて合衆国らしい主義主張を共有している点では、異性愛者とかわることはないのだろうかとさえ自問する。八〇年代のエイズ危機のさなかにおいて、「「ゲイ・ライフ」と「家族」という二つの領域の間には、絶対的な断絶」があるかのようにメディアでは表象されていた[ibid.: 22]。しかし、彼女は、サンフランシスコで多くの同性愛者たちの語りを聞くなかで、ゲイやレズビアンが継続した関係性をもたない、子どものことも考えない刹那的な存在といった固定観念や、カムアウトすると家族や親族関係を断絶されるといった言説がいかに、じっさいの家族の受け止めや同性愛者たちの家族像から大きくかけ離れているかを明らかにしていく。[12]

そして、ウェストンの調査からはむしろ、かつての〈同性愛者と家族の相互の拒絶〉は、家族をあまりに固定的に、つまり家族とは異性愛配偶者とその子から成るとする理解と、レズビアンとゲイ男性が織り成す多様な生をそのセクシュアル・アイデンティティへと極端に還元していることから生じた先入観だということが明らかにされていく。そのような先入観が危険なのは、「レズビアンとゲイ男性を「家族」のむこう——親族、責任、あるいは愛情関係をいっさい負わない——側に位置づけることと、彼女たちを家族や社会の脅威として描くことは、紙一重」だからである［ibid.: 23］。

ウェストン自身の体験も——恋人とその共通の友人リズとの毎週木曜日の夕食を事例に——語りつつ［ibid.:chap.5］、同性愛者たちが友人たちと交流しながら、当初リズに怯えていた飼い猫がリズになつくようになり、友人たちもまた家族へと溶け込み、また恋人だけでなく友人にも自分の育ってきた家族を紹介し交流しあうことで、新しい家族関係が結ばれていくことを詳細に示している。

一九八七年のワシントンでのゲイ・レズビアンマーチでは、「愛だけが家族に必要——それ以上でも、それ以下でもなく」をスローガンに、パートナーシップの権利や同性愛者が親になる権利が求められ、誰が親族かを決めるには愛情が必要でありかつ、愛情だけで十分であると繰り返し訴えられた。しかしわたしたちは、この「愛情」を性愛へと縮減してしまわないように注意しなければならない。ウェストンによれば、親族のつながりの基盤を、血縁や婚姻関係ではなく、互いの愛情におくことは「性愛（エロティック）関係と非性愛関係の違いをなくしつつ、親友、恋人、そして子どもたちをひとつの概念の下に繋いでいる」のだった［ibid.: 107］。同性愛者たちが「選ぶ」家族のそれぞれに異なる文脈に注目することで、ウェストンが目指しているのは、同性愛者たちの家族と異性愛家族、選択と生物学的つながりを峻別しているのは、じつは強固な政治的家族イデオロギーであって、家族集団はじっさいには、より緩やかに変遷を繰り返す、「極めて流動的な境界線をもつ」ということを明らかにすることだった［ibid.: 108］。たとえば、合衆国内に限っても、アフリカ系やインド系の人たちの家族構成が白人の中流の家族構成とは異なるように、血縁や一対の配偶者カップルからなる家族とは異なる家族構成の事例は事欠かない[13]。

ウェストンは、その後の論文において合衆国における七〇年代の解放運動における「家族」批判の標的が、白人中産階級における規範的「家族」であったことを指摘している。「ゲイ家族に反対する多くの者は、親族を厳密に生殖中心なものとして理解し、それを生物学上の所与として捉えていた。家族をつねにどこにおいても同じ実体として捉えることによって、反対者たちはその概念に命を与えている文脈依存的なさまざまな意味を無視し、闘争相手にすることができたのだった」［Weston 1992: 123］。

（3）ケア実践からみた規範的家族批判

ウェストン自身のリズとの関係が表しているように、同性愛者たちに限らず規範的家族からは逸脱すると考えられるような性的マイノリティは、パートナーとの関係だけでなく、まさに多様な形で家族を形成してきた。ウェストンが描く家族は、パートナーというより、人々をとりまくそれぞれの個人が、互いを――その関係性にはもちろん濃淡があるものの――求め合い、「あなたのために存在している」と応えてくれる関係性を築いていくプロセスそのものであった［Weston 1992: 113］。

抑圧社会のなかで、レズビアンやゲイ男性たちは、物質的にも精神的に互いにサポートしながら定型に収まらない家族を築き上げてきた。しかし、皮肉なことに、二一世紀に入り、北欧諸国はじめ多くの国で同性婚が法制化されるにしたがい、かつての同性婚に対する懸念――異性愛社会への同化――が再燃しはじめる。それぞれのニーズに応えあうことで、小さなつながりから支えあうケア関係を紡いできた多様な家族実践よりもむしろ、同性婚を求める運動が同性愛者たちの政治課題として焦点化されるにつれ、かつては互いに反発しあうと考えられてきた規範的家族のなかへと同性愛者が呑み込まれていくかのような現象が生まれたのだった。

九〇年代以降、同性婚が同性愛者たちのあいだで追求されるべき重要な政治的な課題となったさい、どのような議論がなされていたのかについては、ここでは詳細にしない[14]。しかし、同性婚反対の大きな理由のひとつは、ウェストンが指摘していたように、婚姻の権利を求めることが、「厳密に生殖中心的なものとして理解」された規範的家族、すなわち、異性配偶者を核に子をもうけ、世帯内に閉じて互いのニーズに応えあう「私的」な家族になることを希求しているかのように受け取られたことがあげられる。すなわち、同性愛者たちもかつてゲイ解放戦線が批判したように、「責任を任される男性と奴隷である女性、そして、そうした両親こそが理想的なモデルなのだと強制される子どもたちからなる」家族になりたいというのか――たとえ、男性同士であれ、女性同士であれ、いずれかが家父長然として、経済的に依存する相手を支配し、自分のニーズを一方的にその相手に応えさせようというのか――という批判の声があがるようになる。

こうした批判が的を射たものであるのかどうか考えるために、ここでは、同性愛者たちのなかでの同性婚に反対する立場からも賛成の立場からもしばしば参照される、マーサ・ファインマンによる規範的家族批判をみてみよう。なぜなら、いずれの立場であれ、ファインマンが批判する規範的家族に対して同性愛者もまた批判的であるべきだという主張を共有していることが読み取れるはずだからだ。

ファインマン自身は、「ケアの倫理」を掲げて議論しているわけではない。しかしながら、ケアの「倫理」は、ケア実践の社会的価値を見出し、理想的な人間像をすでに自立した健常者（＝成人男性）から、誰しもが他者からケアを受けるという意味で平等な、相互依存するひとへと転換させてきた。その点では、ケア関係を私的領域に閉じ込めようとする政治を批判し、配偶者中心の家族政策から離れ、むしろケア実践のなかで育まれる関係性を中心に社会を構想しようとするファインマンの議論は、まさにケアの倫理の流れを汲む議論と位置づけることができよう。

まず家族法が専門のファインマンの主張を簡単に紹介しておく。彼女の主著のひとつ『家族、積みすぎた箱舟』のなかで彼女は、同性婚を「越えて」ラディカルなオルタナティブ家族を考える契機となった出来事を紹介している。そのひとつは、ある大学の花形教員を引き留めるために、その配偶者になんらかの優遇を考えるという案に対して、彼女はその教員の子どもに対するその大学への進学のための奨学金のほうが得策だと訴えた。なぜなら、夫婦関係が解消されれば配偶者への優遇は意味がなくなるが、離婚をしたとしても親子関係は持続的だからだ。しかし彼女の案は一顧だにされなかった。こうした出来事を通じてファインマンは、家族を対象とする福祉や手当てをめぐる議論が、つねにカップルである二人の成人を前提としていることに疑問を呈し始めたのだった。なぜ、家族を考えるとき、生物学上の結びつきより、性的なつながりが重視されるのだろうか、世代を越えた縦の親密な関係性よりも、水平的な関係性が中心となるのだろうか、と。そこでファインマンは、家族法の抜本的な改訂を提案する。

> 家族とセクシュアリティを混同するのではなく、むしろ母子という形態を「自然な」単位、あるいは家族単位の核とし、その基本的単位を中心に社会政策や法規をつくるべきだとみなす。この世代を超えた性的でない親密性の組織こそ、法と政策が保護し、優遇すべきだというのが私の考えである〔Fineman 1995: 5-6/ 20〕

このように提案することでファインマンが、家族の生物学的つながりを特権化しようとしていると考えてはならない。むしろ、彼女が問題視するのは、「男性の家長がいないから」という理由で、逸脱家族、逆機能家族などと社会的にも政策的にも問題視され、差別的、時に懲罰的な扱いを受けてきたシングルマザーたちの社会的地位なのである。「母子」という対は、家族内で行なわれてきた、圧倒的に他者に依存しなければ生存すらままならない子と、その子へのケア――そのニーズを読み取るために、じっと注視し、変化に対応しながら、臨機応変に心身のニーズに応えること――を担うひとの関係性を始めとした、その他のケア関係こそを社会的・政治的に重視するためのメタファーである。そして実際に、母子こそが、男性中心主義社会のなかでもっとも政治の場から遠ざけられ、政治は彼女たちの声に直接対応しなくてよいとされてきた[15]。

家長が存在する家族において、母は、子のニーズはいうまでもなく、家長の精神的・物質的、そして性的なニーズにも応えさせられてきたにも関わらず、いやそうしたケア労働にいそしまなくてはならないために、経済的には夫に依存せざるを得なくなることによって、二級市民として扱われてきた。ファインマンは、そうした母のケア労働・役割・時間を法的・政策的にしっかり位置づけ、彼女たちの「二次的依存」を克服するためにこそ[16]、あえて論争的な「母子」対に着目する。さらに付言しておけば、母役割は性別に関わらず誰しもが担いうるものであるが、それでもなお、女性たちが担わされてきた、そして「母」や「母親業 mothering」が含意する伝統的・文化的象徴は、多くの社会において大きな——肯定的であれ、否定的であれ——作用を及ぼしていることを重視し、ファインマンはこの母という言葉を捨てない[17]。

ファインマンによれば、異性配偶者を核とする規範的家族モデルは、合衆国社会の資本主義体制を支える根幹に据えられている。なぜならば、この規範家族モデルこそが、資本主義社会において、そこで社会人として活躍する以前の未成年者や、社会人から降りたとみなされる高齢者、あるいは、一人前として期待される労働を担えないとされる者（障がい者や病人）たちのニーズを充たすことこそが家族の役割であり、家庭内で誰か（≠女性）が、社会人として活躍する者（≠父・夫）の世話も含め、政府の助けを借りずにその任務を一手に引き受けることを人びとに強制するからである。

ここでファインマンは問う。誰にとってもケアされることが必要で、ケアがなければ人間社会は存続しないということは、誰しもが気づく（経験してさえいる！）、ひとと社会の不変的事実にもかかわらず、法や社会政策のなかで、ケアするひと、あるいはケア労働が前面に、そして中心的な参照項となることがほとんどないのは、なぜなのだろうかと。[18] それどころか、ケアを担うこと、ケア労働の価値は公的には評価されず、ケアするために必要な財や労働力を公的機関に賄わせることは、むしろ「責任転嫁」として非難されるのだ。ひととして避けられない依存に対する物理的・感情的ケアを担う者が、家族以外の者に頼ろうとすると、彼女にも「依存者」というレッテルがはられてしまう。日本でも現在、公的に担われてきたさまざまな福祉事業や教育事業を「改革」という名で民営化しようとするような政治家が後を絶たない。日本では、生活保護受給者に対するバッシングがその最たるものかもしれないが、「「依存」という言葉を使いさえすれば、意地の悪い、悪意ある政治的な反応を引き出して、それを正当化することができてしまう」のだった［ibid.: 34/ 28］。そうした事態を維持し、助長さえしているものこそが、異性愛配偶者を中心とした規範的家族イデオロギーである。

依存は、不可避でありかつ普遍的なものとして理解されるべきである。正義に適った社会では、共同体が［存続に必要な財を──引用者補足］より弱い構成員たちのために供給する根本的な義務があるべきだ、というわたしの議論は、そうした主張のうえに成り立っている［Fineman 2002: 215］。

合衆国――そして、日本も――の現状は、依存関係に必要な財や労力を配分するどころか、家族はこうあるべきだと命じる家族イデオロギーと、それに付随する、ときに懲罰的な制度と優遇政策を巧みに利用している。そこでは、ひとが物質的・感情的ニーズを満たそうとするさいには、家族へと退却し、妻・夫や子・親といった関係にあるひとだけで育み・支え・成長の基盤を与え合うべきだと強調され、それに従う者たちは、税制や社会福祉政策を通じて特権を与えられている。こうした制度が問題なのは、非規範的家族を逸脱家族として社会的に貶めるからだけではない。依存を必要とする者は家族内で支えられるべきだという規範に忠実な人びとは、じっさいには家族内で支えきれない者たちがいかに社会に溢れていようとも、その現実から目を逸らすことも許されてしまうからだ。自分たちは、しっかり自分の家族の面倒をみているからと、依存に対する社会的な責任を感じずに済ませてしまうのだ［cf. 岡野 2020b: 第2章］。

こうした家族イデオロギーが法・政治制度だけでなく、社会文化に遍く行き渡っているために、個人の依存をどうケアするのかという責任問題は、近代以降「伝統的に」ケア労働を担わされてきた「母親・女性」の問題とされてきた。すなわち、家族をめぐる政治的効果によって、人間にとって不可避の「依存」は私化（プライヴァタイズ）され、依存者を抱える者たち、すなわち家族の責任問題へと矮小化されてきたのだ。同性婚訴訟で明らかとなるように、家族は自然にできあがるものでも、社会以前の人間の本能によるつながりでもない。むしろ、家族は、資本主義社会がその労働力をたやすく手に入れるために、「国家の厳重な管理化にある」のだ［Fineman 2004: 59/ 53］。

こうして、法の下の平等は、依存者を実際にケアする責任から自由な、家族責任を免れた個人（≒健常男性）の間でのみ通用する平等となる。あたかも、その個人はこれまで誰にも依存してこなかったかのように。依存を私化する家族イデオロギーによって、不平等な現実を生きるケア労働を担う者たち（≒女性）が存在しても、家族の外にある社会は平等だと観念できることで、法の下の平等は維持されてきた。そしてなによりも、家族イデオロギーによって、家族というユニットが果たすべき社会規範は再生産され、世代を超えて伝達されていく。その社会規範は、家族は男女の性愛を中心とし、家族外において諸個人は、他者に頼らない自律した者であれとする。そして、依存とケアに対して無責任な社会が形成される。

物質的・精神的なケアを必要とする者と、その必要に応えケアする者を、厳格に規範的家族（＝異性愛家族）へと閉じ込めている制度こそが、男性中心の資本主義を支えている。そのことが、ケアの私化という視点から明らかにされてきた。では、本書で論じてきた子を産み育てる女性たちの経験は、どのように理解されるべきだろうか。

（4）婚姻の意味を書き換える――同性婚から、多様なニーズに応答しあう関係の承認へ

自身の聞き取り調査にも言及しながら、釜野さおりが論じるように、レズビアンやゲイ男性がつくりだす家族が、「従来の家族」のオルタナティブを提示しているかどうかは、じつは判断がむつかしい。彼女たちの家族実践が、革新的であればあるほど、日本のような異性愛中心の男社会のなかでは、そ

の営みを隠して生きるかもしれない——実際、わたしたちの調査では、nbmが子どもを育てていることを公にしている日本人カップルのほうが少ない。あるいは、ドナーからの精子提供によって複数の子をもとうとする際、同じドナーの精子を利用するといった「生物的なつながりへの「回帰」も観察されている」という［釜野 2008: 23］。たとえば、日本での同性婚を賛成する立場からネット上で多くのひとが称賛の声とともに参照するニュージーランド議会でのウィリアムソン議員の演説は、同性婚法案は、「愛し合う二人に、結婚という手段を認める、それだけです。［…］核戦争をやろうという話でもありません」として、反対者が怖れることはなにもない、「明日も太陽は昇る」、当事者以外のひとにとっては昨日と同じ日々が続くだけだと訴えた[19]。

さらに付け加えるならば、同性婚を擁護する者たちに高く評価されるマサチューセッツ州において同性婚が認められる画期となったGoodridge判決を批判的に考察したブランゼルによれば、この判決では同性愛者たちは、異性愛者たちと同じ利害関心をもち、異性愛者と変わらぬ善き市民であるからこそ婚姻制度を異性愛者たちと同じように欲していると訴えられたのだった［Brandzel 2005: 197］。

（3）でのファインマンの議論を踏まえれば、ここで注目すべきは、ブランゼルが同性婚に批判の目を向けるのは、福祉に頼らない「善良な市民」であることを主張することで、同性愛者たちが同等の権利を求めたという点だ。「法律婚は、国家が個人を特定し、財産の秩序だった分配を行い、可能な時にはいつでも、公的な財源からでなく、私的な財布から、子や成人がいつでもケアされ、支援を受けられることを確かにするための、中心的な方法なのだ」［ibid.: 194. 強調は引用者[20]］。すなわち、レズビアン、ゲイに婚姻の権利が認められるのは、法の下に平等な――ケアを引き受けることで生じる費用を私的に/家族に負担させることで支えられている――市民になる、すなわち、規範的家族イデオロギーを揺るがせない限りにおいてだった。

したがって、たとえば、シングルで生計を福祉に頼る者たち（合衆国では、とりわけ人種的マイノリティのシングルマザー）を市民足り得ない社会的な重荷として批判する家族イデオロギーは、同性婚が認められてもなお、強固に存立し続けるのである。たとえば、イギリスのニコラ・バーカーもまた、パートナーシップ法がなぜ、新自由主義的に自己責任を強調する政府の下で推進されるのかと疑問を呈している。「ケアと依存の私化は、またパートナー同士の相互支援を期待することにも繋がりうる。その相互支援は、パートナーの収入に基づいて、失業手当のような国家扶助の削減や停止に至るのだ」[Barker 2014: 70]。

日本の場合もまた、以上のような同性婚に対する批判、すなわち、他にあり得る多様な家族実践に目を閉ざし、婚姻を中心とする既存の福祉（無）政策の改善を阻止してしまうといった批判から決して自由ではないだろう。

本稿において繰り返し論じてきたように、異性愛者たちと同等の権利を求める同性婚に対する異論の核心にあるのは、よりよいケア関係を維持するために必要な基盤を整える政治的・社会的責任を放棄し、安価な労働力を再生産するために家族に依存しようとする資本主義に対する批判にあるという点は、幾度強調してもしすぎることはないであろう。そして、いうまでもなく、ケア労働を家族に押しつけてきた政治的・経済的体制の過酷さを覆い隠しているのが、父親を大黒柱として観念させる家父長制的なイデオロギーなのだ。再度、ファインマンを引用するなら、「結婚制度ともろもろの思い込みがわたしたちの政治と政策を歪めている。結婚が論理的な逃げ道をつくり、子どもと貧困という社会問題への対応を阻んでいる」[Fineman 2004: 122/ 115]。

同性婚に対する批判の核心――福祉に対する政治的無責任と放縦な資本主義の維持――が理解され、そして、すでにゲイ解放運動のなかに家父長的な資本主義への厳しい批判が内在していたことを忘れないこと。さらに、法制度上の差別だけでなく、厳しい社会的抑圧をも生き抜いてきた同性愛者たちの多様な経験のあり方、友人、コミュニティ形成、そして世代を越えるつながりを希求してきた彼女たち・かれらの運動を見つめ直すことで、なお、同性婚を求める運動には、日本社会を根底から問い直す可能性があると信じたい。

本書で紹介された子を産み、育てる二人の女性たちの経験は、けっして二人だけに閉じられた経験ではない。同性婚をめぐって世論を二分したフランスであらゆるデモに参加したというカップル、家族主義の伝統の強いイタリアで、自分たちでゲイ・ファミリーの運動と集いを立ち上げたカップルたち。また、血統への思いが強い台湾で、親の希望を聞きいれ出産をしない側がパートナーに自分の卵子を提供して血縁上の繋がりをつくるカップルたち。彼女たちは、未来の社会を生きる子たちのためにも、現在の社会をより多様性に開かれた、一人ひとりが政治的・社会的に平等に配慮(ケア)され、必要な福祉を得られる社会へと変革するために、自分たちの闘いをたたかっている。日本における女性カップルたちも、ヨーロッパや台湾よりはるかに強い抑圧と社会的無理解のなかでなお、自分たちで新しい存在を迎え入れ、自分たちが生きるそれぞれの環境のなかで、最善のケア関係を築こうと日々格闘している。たとえそれが、社会全体を変革することにはとてもつながらないように思えたとしても、周囲の偏見を痛感してもなお、か細い幾つものつながりを少しづつ編み合わせながら、日本でも着実に新しいケア関係のあり方を模索する実践が続き、そして今後も増えていくであろう。ふたりの間に誕生した新しい子は、すでにこの日本社会を生き、新しい可能性として社会を切り拓いていくことを信じながら。

社会と交渉しながら子を育てる女性たちが学んでいることこそ、世代を越えたケア関係を通じて学ぶ大切な倫理といえよう。すなわち、ケアをする者とされる者は、異なる時間を生き、同じ場を共有しながら、互いに見据える社会は、全く別個の社会であることを尊重する倫理である。ケアする者がたとえ現在の日本社会に深く失望していたとしても、ケアされている子が生きる社会は、ケアする者たちが生きている今ここの日本社会とは異なる社会である可能性を決して閉じてはならないという倫理である。

一九八三年に初出刊行されたジョン・デミリオの「資本主義とゲイ・アイデンティティ」は、「永遠の同性愛者」という固定的なアイデンティティ論を支えた本質主義に対して、資本主義の発展が、ゲイのアイデンティティとコミュニティを構築したと説いた、ゲイ・アイデンティティ論の古典である。かれは、資本主義による家族の物質的基盤の弱体化と、労働者の再生産に必要な規範的な家族の神格化を、資本主義に内在する矛盾だと指摘する。そして、「家族をイデオロギー的に卓越した場に持ち上げることによって、資本主義社会が子どもだけでなく、異性愛主義と同性愛嫌悪をも再生産することが保障される。もっとも深い意味では、資本主義こそ問題なのだ」と論じた［D'Emilio 1998: 138-9/ 155］。

そして、ファインマンの議論を先取りしているかのように[21]、以下のように訴えた。

わたしたちは［…］、家族を孤立させてしまう境界線、とりわけ子育てを私化する境界線を解くことにつながる構造とプログラムを必要としている。わたしたちには、プライヴァシーと共同性が共存しているような、コミュニティ、あるいは労働者が自主管理するデイケアや住宅が必要だ。それは、医療機関から文化施設まで含む、近隣からなる諸制度であり、わたしたち一人ひとりがそこに安心の場を見いだせる、社会的なユニットを広げていく。わたしたちが、帰属意識を与えてくれる核家族を超えた構造を創造するならば、家族は、その意義を弱めていくだろう。［ibid.: 139/ 156］

八〇年代の段階では、デミリオは家族そのものを批判しているようにみえるが、じっさいには、異性愛を規範とし、異性カップル婚姻中心の家族のあり方と、ここではとくに、子育てのケアを私化することを批判している。じっさい、二〇〇〇年代に入るとデミリオは、「右派が勢力を今なお伸ばしている政治的反動の時代において、家族への関心は急進派の間では、連帯を構築しうるイシューとして特別な可能性をもっている」と論じ［D'Emilio 2002: 188］、同性婚を求める運動を批判しつつも［D'Emilio 2010］、現在合衆国が規範とする異性愛カップル婚姻中心の家族とは異なる、ケア関係を重視し、だからこそ社会的・法的支援を多様な相互依存関係に認めるような、社会への変革を訴えている。

法的な家族から排除されてきたレズビアン、ゲイの経験は、「資本主義がいかにわたしたちの「家族」という考え方を形作っているか、わたしたちの生死が賭けられている社会的な関係性を私化しているのかを暴いてくれる」［Yasmin 2010: 6］。本書で紹介してきた女性たちの経験は、たしかに「女性二人」でドナーによって子をもうけ愛情深く育てており、親たちの性別を除けば異性婚家族と変わらない「家族」の物語のようにもみえるかもしれない。しかし、規範的家族からの逸脱というレッテルと強い社会的抑圧と闘いながら、なおその社会で新しい存在を育もうという果敢な挑戦が、本人たちがどれほど意識しているかどうかは別として、同時になされていることを見過ごすことはできない。そしてそれは、女性同士でつくる家族、異性パートナーによる家族、あるいは友人同士で作る家族等の別を問わず、自律した個人が競いあう市場を中心とする社会から、誰にとっても望ましい、ケアしあう社会への移行までをも、彼女たちの経験は提言していると受け止めたい。

法はどこまで、多様なケア関係を社会的に支えることができるのか。ケア関係の平等を求める試みは、法システムの根本的な変革を伴いながら、今後も追求されていくべきであろう。

二〇〇六年にデミリオらによって発表された「同性婚を越えて」という声明には次のようにある。

同性婚の権利を求める闘争は、多様な世帯や家族の安全と安定性を確保するためのより広範な努力の一部をなすにすぎない。LGBTコミュニティには、家族や関係性には境界線はなく、決して唯一の現存する型に窮屈に嵌め込まれるようなものでないことを示す例が豊富にある。／安定や経済的保障を求めて苦しんでいる家族、関係性、世帯があるが、どんな形であれ、婚姻関係や配偶関係をなすかどうかとは切り離せば、法的・経済的な支援が得られやすくなるだろう。(22)

札幌地裁判決を第一歩として、同性婚を勝ち取るまでの法廷闘争はこれからまだまだ続くだろう。彼女たち、かれらが掲げる「結婚の自由をすべてのひとに」という主張は、結婚をどう捉えるかだけでなく、わたしたちの他者との結びつきに境界や序列を設けず、結婚が誰の自由も束縛することのないものへと変化していってほしいという願いが込められているのだと、わたしは解釈している。法的婚姻を望まないひとたち、望んでいても婚姻していないひとたち、あるいは、生き抜くために知恵を絞りながら他者との関係を築き上げてきたようなひとたちの声にも敏感な社会へ、そして、デミリオたちがいうように、「安定や経済的保障を求めて苦しんでいる」ひとたちにしっかりと配慮の目を届けるような社会にむけた変革の一助となるような、同性婚をめぐる議論が展開されることを期待している。

〈注〉

(1) 二〇二一年二月九日報道によると、二二年前に生まれて間もない赤ちゃんの遺体が見つかった事件で、警視庁が最新のDNA鑑定で母親を特定し、この母親を赤ちゃんを放置して死亡させたとして書類送検する方針という。二二年前に限らず、乳嬰児の遺棄ではつねに母親だけが罪に問われるが、母親のDNA鑑定ができるならば父親のDNA鑑定もできるはずだが、父を特定せよとの意見、そのための法改正を行なえという意見はつとに聞かない。

(2) "Thinking of Becoming an Egg Donor? Get the Facts Before You Decide!" http://www.health.state.ny.us/publications/1127/ , NY State Department of Health,2009 Apr. Revised（二〇一一年一月）、https://www2.med.osaka-u.ac.jp/eth/site/wp-content/uploads/2019/06/toya.pdf

(3) ただし、近年は、伝統文化の維持が図られているとはいえ、中国語による教育の普及、漢民族の文化的影響により、一夫一婦の婚姻家族の形をとることを望む世代も増加してきたという。学校で学ぶ中国語教育により、「父」の語をはじめとして家父長制家族を前提とする親族呼称、概念もモソの語彙に組み込まれていっており、母系制大家族はほどなく終焉を迎える可能性も指摘されている［曹 2017］。

(4) 当判決の理解しやすい解説としては、安田聡子「「同性婚を認めないのは、憲法に違反する」判決はどう導かれたのか?」を参照されたい。HUFFPOST、二〇二一年三月二二日。https://www.huffingtonpost.jp/entry/marriage-equality-sapporo-japan_jp_6051daa8c5b605256ebf99b3［最終閲覧、二〇二一年三月二二日］。

(5) https://jimin.jp-east-2.storage.api.nifcloud.com/pdf/pamphlet/20160616_pamphlet.pdf［最終閲覧二〇二一年三月二五日］。

(6) 日本における強姦罪は、明治四〇年の制定以来一一〇年ぶりに、二〇一七年強制性交等罪へと改正された。夫婦間強姦については、新たな構成要件を導入すべきだという議論もあったが、条文に明示されることなく、これまで通りの夫婦間には強姦罪は成立しない運用を是認する状況が継続している。そもそも、加害にはっきりとした「暴行・脅迫」があったことを被害者が証明しなければならない点で、いまなお被害者にとって不利に働くような犯罪構成要件が残っていることに問題がある。

（7）「同性婚、法律で「認めるべき」65％朝日新聞世論調査」『朝日新聞デジタル』、二〇二一年三月二二日。https://www.asahi.com/articles/ASP3P7DSCP3MUZPS003.html［最終閲覧、二〇二一年三月二二日］。

（8）札幌地裁判決文より。https://www.call4.jp/file/pdf/202103/77810be2e63b4b70ea5305c36b163fa6.pdf［最終閲覧二〇二一年三月二五日］。

（9）「ケアの倫理」とは、一九八二年合衆国で出版されたキャロル・ギリガンの『もうひとつの声』に影響を受けたフェミニストたちが、（健常）男性中心的な個人像・社会像を見直すために、相互依存する人間たちのケア実践に焦点をあてて、新しい人間観を模索するさい支柱とした考え方である。近代の資本主義の下でのリベラリズムが、自分と自分の家族は自分の稼ぎで賄う世帯主を理想的個人像として前提としてきたのと対照的に、「ケアの倫理」は、他者に一方的に依存しなければ生存できない脆弱な人の依存関係に注目することで、ケア実践に必要な気遣いや配慮、身体的なケア労働の社会的意義に注目する。企業の利益こそが個人に利益をもたらすという新自由主義イデオロギーが席捲する現在では、公的福祉を削るために家族構成員のケアを家族の責任に帰す政策が世界各国でとられているが、ケア実践に社会的意義を見いだし、良好なケア関係を継続・保護することこそが政治の第一の役割と考えるケアの倫理は、新自由主義に抗する理論のひとつとしても注目されている［ブルジェール 2014］。

（10）合衆国ニューヨーク州・マンハッタンで起きたストーンウォール・インの反乱については、［河口 2020］を参照。

（11）世界で始めて同性婚が認められたのは、デンマークでの二〇〇一年である。なお、デンマークでは、一九八九年に登録パートナーシップ法において、同性カップルの関係が法的に保障されるようになっていた。

（12）カムアウト後の家族関係について、日本での事例については、［三部 2014］を参照。

（13）先行研究に拠りつつ、レズビアン、ゲイ男性の家族実践に「従来の家族」像を再考する可能性を見出そうとするものとして、［釜野 2008］を参照。

（14）同性婚反対を巡る議論については、イギリスと合衆国を中心に、［岡野 2015］においてかつて論じた。

（15）たとえば、日本では国会・地方議会を問わず女性議員が少ないが、その理由として、家族責任が女性に重くのしかかり、さらに、家族に賛成してもらえないと立候補すらできない状況があげられる。社会の重要な意志決定・立法形成の場に女性が極めて少ないために、女性たちのニーズは政治に反映されにくい構造ができあがっている。すなわち、女性たちは育児に追われていることに加え、育児を一手に担うのは女性の責任だと考えられているため、育児にまつわるさまざまなニーズを政策決定や立法過程の場に伝えることに困難を抱えているのだ［三浦 2016］。

（16）「二次的依存」とは、「やむをえず誰かに依存しなくてはならない人のケアの責任を果たす（あるいは、割り振られた）ときに起こる。誰かをケアする人が、ケアを行なうために自分自身も人や社会的資源に頼らざるをえなくなる」事態のことである［Fineman 2004: 35-36: 29］。

（17）たとえば、合衆国における女性についてファインマンが指摘している状況は、合衆国に限らず、日本社会においても当てはまる。彼女はつぎのような女性たちの状況を、「選択」とみなさず、むしろ社会的に責任をもって解決すべき問題だと考えている。「歴史的に、女性は、母親業の役割と同一視され、子どもに対して責任を負うとみなされてきた。子どもをもたない選択をした女性たちは、非伝統的な、自然に反するとさえいえる選択をしたとみられる。また子をもつ選択をした場合でも、子どもは自宅で育てるように期待される。メディアは子守や、保育所的な施設を頼る、従来型ではない子育てに対しては否定的に書きたて、子どもを適切に、安全に、良心的に育てられるのは両親だけだと述べて、多くの人々に不安感を吹き込んできた。育児はまず母親が担うという文化的な筋書きの下で、さらに母親は自宅にいて子どもを育てるべきだというプレッシャーが導きだされる。公立学校の制度でさえ、母親が働く家庭の現実にはそぐわない体制で作られている。大方の母親が放課後や休日には家にいて、子どもをケアするという昔からの想定はもはや無効になったというのに、同じ構造が続いているのだ」［Fineman 2004: 41-42/ 35］。

（18）二〇二〇年イギリスでは、ケア実践を家族から地域コミュニティ、政治、そして世界を考えるさいの中核的価値として位置づけることで、新しい社会を生み出そうとする提言『ケア宣言』が出版された［The Care Collective: 2020］。

（19）https://www.youtube.com/watch?v=VRQXQxadyps［最終閲覧二〇二一年三月三一日］。

（20）*Goodridge v. Department of Public Health*, 798 N.E. 2d. (Mass. 2003) at 954.

（21）ファインマンは、家族にこれまで期待されてきた機能を分節化することで、いかに社会はそうした機能（＝ケアリング）をよりよく維持できるのかを考えるべきだと論じている。「ほんとうに考えるべきことは、どうしたら結婚を再生させ、それによって社会と家族を救えるかではなく、どんなかたちにせよ家族という親密関係をつくっている人々のすべてを、どうしたら支援できるか、ではないだろうか」［Fineman 2004.: 75/ 67］。

（22）"Beyond Same-sex marriage: A New Strategic Vision for all our Families & Relationship" https://mronline.org/2006/08/08/beyond-same-sex-marriage-a-new-strategic-vision-for-all-our-families-relationships/ (posted Aug 08, 2006).［最終閲覧二〇二一年四月六日］。

終章 女性たちがつくる家族もあたりまえな社会へ

女性たちがつくる家族に市民的保障を

本研究のインタビュー調査は、日本・海外とも、対象者の数も不十分ですし、対象者の選択方法についても、偏りを小さくするため幅広い範囲から探すというやり方を取ることができませんでした。したがって、本研究で得られた知見は限定的であるという前提の上でですが、それでも「リアル」な声に基づいて、女性たちがつくる家族が直面している問題や矛盾がどのようなもので、それはいかに解決することができるかを指摘し提言することで、本書のまとめとしたいと思います。そのことは、今すくすく成長しつつある子どもたちの福祉のためにも、必須で急を要する課題だと私たちは考えます。

おそらく、多くの人々が考えるのは、「同性愛者や、同性カップルから生まれる子どもへの偏見や差別をなくすこと」「社会の意識を変えること」ではないでしょうか。もちろんそれは重要で、不可欠なことです。でも、「社会の意識を変える」というのは、少しばかり茫漠としていて、どこから手をつけていいのか、どうすれば社会の意識が変ることになるのか、道筋が見えにくいように思います。

同性間での婚姻の権利を認めるよう法改正を行なうことは具体的で大きなステップであることは間違いありません。同性婚を認めないのは憲法違反であるとした二〇二一年の札幌地裁の判決を第一歩として、早急に国会が法の改正に取り組むことが求められます。本書で何度も触れたように、どの家族も、ｎｂｍと子どもとの関係に何の法的保障もないことに悩んでいます。当事者カップルの権利保障に加え、子どもの福祉と安寧を守るうえでは同性婚が法制化されることは大前提です。

ただし、非常に残念ながら、日本社会の政治状況からすると、同性婚の法制化はそれほどすみやかに進んでいくとは思えません。どんどん育っていく、そしてこれからも確実に増えていくであろう子どもの権利と福祉のためにも、本書で紹介した当事者家族が出会っている困りごとや矛盾は、同性婚の法制化を待たずとも、自治体や保育園、医院病院の対応のレベルで対応し解決できるものが決して少なくないように思われます。

まず第一に、そうした子どもや家族が日常的に接触折衝する機関や窓口は、同性カップルが日本社会にも存在し子どもを産み育てるケースが現在では少数派ではあるが存在するのだ、という認識をもつこと。自治体や教育委員会、地域の医師会等が、そうした研修の機会を職員たちや傘下の委員や園に提供することはそれほど困難なことではないでしょう。

そして第二に、当事者たちが出会っている具体的な困りごとや矛盾を知り、解決の手立てを提供すること。本書第1章でみたように、同性婚は認められないという建前から健康保険へのパートナーの加入等のメリットは与えないにもかかわらず、カップルなら「二人親世帯」なのだから母子手当は支給しない、という市役所の窓口。まだ日本では同性婚が法的に認められていないという大前提を受け入れたうえでも、これでは、事実婚に準じて同性カップルの関係を認めているのかそうでないのか、まったく相反する矛盾した扱いです。

また、本調査には含めることはできませんでしたが、最近女性カップル家族のSNS発信が活発になっており、そこからもこれに類する矛盾に出会っているようすがわかります。たとえば、市町村の保育課窓口で、女性二人が親である家族だとして申請すると、「二人分の収入を合わせて世帯収入として保育費用が発生します」と言われ、しかも、「ひとり親ではないので（保育園入園のための）点数は下がります」と担当者に言われます。このように事実婚と同じ扱いをされるにもかかわらず、育児休暇や休業の申請資格はなく、育児休業給付金の対象にもならず、事実婚の二人親の家族として扱ってもらえるメリットは何もない。それならbmがひとり親であるとして申請したほうがよほど金銭的にはメリットがあるのですが、それでは、彼女たちの家族の実践についてウソをつけと言われているよう。

また、女性カップルの双方が子どもを得ている場合、その子どもたちは保育園に入る際、きょうだいとして扱ってもらえるのかどうかも大きな問題です。同性婚が認められない現状では、子どもたちはそれぞれのbmの戸籍に入り、姓も別で、きょうだいと証明することはできないのです。保育料の問題もありますし、きょうだいとして配慮してもらえず、別々の保育園に入園となれば、送迎は大きな負担です。でもこれも、同一の住民票に記載があればきょうだいと認める、という行政や個々の保育園の判断一つで、解決できる問題ではないでしょうか。

同性婚の法制化がまだ現実化しないからこそ、そのために発生してしまう矛盾、そして個々の家族に課せられてしまう困難を、市民の暮らしに身近な自治体が主導して解決していってほしいものです。兵庫県明石市は、他の自治体に先んじて、パートナーシップ条例に加えて、「ファミリーシップ」制度条例[1]を実現しました（二〇二一年一月）。この条例は、パートナーシップ条例と同じく、法的保障という点では不十分なものではありますが、こうした制度がさらに充実し広がって、同性カップルがつくる家族に市民的保障がなされることを願うばかりです[2]。

生殖補助医療の差別的限定を取り払おう

本研究の調査では印象深いことが多々あったのですが、その一つが、他国の同様の女性たちに比べて、日本の女性カップルは、子どもをもつのに精子ドナーを得ることに多大な苦労をしていることです。授精妊娠のプロセス自体、しばしば困難を伴うもので、海外調査でも何年もかかった苦労を語ってくれた女性たちも何人もありましたが、日本では、その前の、いかにして精子を得るかというスタート地点で並々ならぬ苦労をしていることがほとんどです。もちろんこれは、日本では女性カップルや未婚女性に生殖補助医療を行なうことが認められていないこと、国内に精子バンクがないだけでなく海外の精子バンクへのアクセスも、距離や費用、言葉の問題等で困難なことから来ています。台湾も日本と同じく同性カップルには生殖補助医療が認められていないのですが、フランスやイタリアのように鉄道ですぐの外国で、というわけにはいかないものの、生殖クリニックが利便的であるタイに近く、台北―バンコクは三時間半、一日に何便も飛んでいますし（東京―バンコクは六〜七時間かかりますから、だいぶ違います）、本書で紹介したように、台北でバンコクのクリニックが主催する精子バンク利用ツアーの説明会もあるというのですから、心理的にもアクセスの障壁は低いと思われます。

これらの国に比べ、第1章でその一端を紹介しましたが、日本で女性同士で妊娠を試みるひとたちの悪戦苦闘ぶりと言ったら……。海外で調査を進めるにしたがって、日本はなんて野蛮な国だろう……と思わざるを得ませんでした。野蛮と言うと語弊がありそうですが、二一世紀の現在において、どの国でもふつうに得られる医療テクノロジーの恩恵が受けられず、苦労させられているのですから、そう表現しても言い過ぎではないと思います。

なぜこんなことが起こっているのでしょうか？「子どもは夫婦の間で産まれるべき」という考え方がそこには確固としてあるのは言うまでもないでしょうが、もっと踏み込んで言えば、「女性に生殖の選択権や決定権を与えるわけにはいかない」という思想がそこに垣間見えないでしょうか。

夫婦間のＡＩＤによる生殖補助医療は何十年も前から行なわれていますが、これはあくまで、「不妊の男性」から「不妊の負い目」を取り除き後継ぎを得るための、男性への補助医療。施術は女性に行なわれ女性が妊娠出産しますから、見過ごされやすいのですが、男性の生殖の補助であり、それに大学病院も産科婦人科医たちも挙げて協力してきたのです。

それに対して、シングルマザー、とくに未婚シングルマザーへの差別的視線も一例ですが、女性が、自分たちのために、子をほしいという気持ちに、社会も医師たちもなんと冷淡なことか。これはやはり、女性に生殖の決定権や選択権を渡すわけにはいかない、という意思の表れなのではないでしょうか。

しかし、本書で紹介した、フランスの新たな生命倫理基本法の改訂理由にみるように、結婚しているかどうか、パートナーが異性か同性かで生殖補助技術へのアクセスを制限するのは、女性の基本的人権、リプロダクティブ・ヘルスライツの侵害です。これもまた、生殖クリニックの現場の運用で改善できることであり、同性婚の法制化以前の問題として、厚労省や産科婦人科学会には英断を求めたいところです。

もちろん、実際的には「現場の運用」であっても、このことには政治家や世間一般の大反対が起こるでしょう。夫婦同姓強制に固執し選択的別姓すら認めようとしない保守派にみるように、彼らにとっては、家族とは、夫・父親を中心としそこに妻や子どもたちがぶら下がってこそのもの。女性に生殖の決定権を与えるだなんて、女だけで家族をつくってよいとすることではないか、そんなもの認められるわけがない、と頭から湯気を出して怒る男性たちの姿が思い浮かびます。

つまり、女性が生殖の決定権を得ること、女性だけで家族をつくる権利を得ることは、個々の女性たちの、女性パートナーとともに子どもを育てたいというシンプルな願いを実現するだけでなく、日本の社会の根深い男性中心主義にＮＯ！を突きつけていくことでもあります。レズビアン女性だけでない、それ以外の女性も男性も、そのたたかいに力を貸してほしいと思います。

〈注〉

（1）明石市パートナーシップ・ファミリーシップ制度。二〇二一年一月八日スタート。https://www.city.akashi.lg.jp/seisaku/sdgs/partnershipfamilyship.html

（2）同性婚法制化の前段階として、ヨーロッパ各国のシビルユニオンのような、同性カップルに婚姻に準ずる権利を認める法の制定が望まれる。なお、パックスのように同性カップルも異性カップルも包括するものとなれば、これもまた日本では制度化が遅々として進まない夫婦別姓も実現できることになる。なお、ソウル市で正義党が包括的なパートナーシップ条例の制定を求めているが、これは同性カップル・異性カップルだけでなく、三人以上の関係も包摂するもので、「社会的家族」と呼んでいる。

参考文献

安藤画一 1960「人工授精の実施状態」小池隆一・田中實・人見康子編『人工受精の諸問題』慶應義塾大学法学研究会叢書（4）

有田啓子 2006「迫られる「親」の再定義：法的認知を求めるアメリカの lesbian-mother が示唆するもの」Core Ethics vol.2.

———— 2007a「「家族の多様化」の深度を問う—— Lesbian-mother と精子ドナーによる生殖・子育ての経験知から」（特集 制度とセクシュアリティ）『解放社会学研究』21号

———— 2007b「スティグマ化された家族の多様性の「発見」—英語圏の発達心理分野における Lesbian-family 比較研究の検討—」*Core Ethics* vol.3

———— 2007c「Q＆A 38 同性カップルに子どもがいる場合もあるのでしょうか？」杉浦郁子ほか編『パートナーシップ・生活と制度——結婚、事実婚、同性婚』緑風出版

Barker, Nicola 2014 "Why Care? 'Deserving Family Members' and the Conservative Movement for Broader Family Recognition" in J. Wallbank and J. Herring (eds) *Vulnerabilities, Care and Family Law* (NY: Routledge).

Brandzel, Amy L. 2005 "Queering Citizenship ? Same-Sex Marriage and the State" *A Journal of Lesbian and Gay Studies*, 11/2.

ブルジェール、ファビエンヌ 2014 原山・山下訳『ケアの倫理——ネオリベラリズムへの反論』白水社

The care collective 2020 *The Care Manifesto: The Politics of Interdependence* (London, Verso). 岡野八代、冨岡薫、武田宏子訳『ケア

宣言——相互依存の政治へ』（大月書店、二〇二一年）
チョーンシー、ジョージ 2006 上杉・村上訳『同性婚——ゲイの権利をめぐるアメリカ現代史』明石書店
Conrad, Ryan (ed.) 2010 *Against Equality: Queer Critiques of Gay Marriage* (Lewiston: AK Press).
D'Emilio, John 1998 "Capitalism and Gay Identity," in K.V. Hansen and A. I. Garey (eds.) *Families in the U.S.: Kinship and Domestic Politics* (Philadelphia: Temple University Press). 風間孝訳「資本主義とゲイ・アイデンティティ」『現代思想』vol. 25-6（一九九七年）。
——— 2002 *The World Turned: Essays on Gay History, Politics, and Culture* (Durham: Duke University Press).
——— 2010 "The Marriage Fight is Setting Us Back" in Conrad.
Fineman, Martha 1995 *The Neutered Mother, the Sexual Family, and other twentieth century tragedies* (NY and London: Routledge). 上野千鶴子監訳『家族、積みすぎた箱舟——ポスト平等主義のフェミニズム法理論』（学陽書房、二〇〇三年）。
——— 2002 "Masking Dependency: The Political Role of Family Rhetoric" in *The Subject of Care: Feminist Perspectives on Dependency*, eds. by Kittay E. and Feder E. (NY: Rowman &Littlefield Publishers).
——— 2004 *The Autonomy Myth: A Theory of Dependency* (NY, London: The New Press). 穐田信子・速水葉子訳『ケアの絆——自律神話を超えて』（岩波書店、二〇〇九年）。
深海菊絵 2015『ポリアモリー——複数の愛を生きる』平凡社新書
Goss, Robert 1997 "Queering Procreative Privilege: Coming Out as Families" in *Our Families, Our Values--- Snapshots of Queer Kinship*, eds. by R.Goss and A. Strongheart (NY: Harcourt Press).
日比野由利 2018「生殖補助医療における「出自を知る権利」をめぐる法制度——イギリスとオーストラリアの比較——」『社会保障研究』vol. 3, no. 1, pp. 137-147. http://www.ipss.go.jp/syoushika/bunken/data/pdf/sh18030112.pdf

非配偶者間人工授精で生まれた人の自助グループ会員 2010「子どもの出自を知る権利について――ＡＩＤ（非配偶者間人工授精）で生まれた子どもの立場から」『学術の動向』2010.5,pp.46-47　https://www.jstage.jst.go.jp/article/tits/15/5/15_5_46/_pdf/-char/ja

非配偶者間人工授精で生まれた人の自助グループ（DOG: DI Offspring Group）・長沖暁子 2014『ＡＩＤで生まれるということ――精子提供で生まれた子どもたちの声』萬書房

堀江有里 2010「同性間の〈婚姻〉に関する批判的考察――日本の社会制度の文脈から」『社会システム研究』第21号 pp37-57.

釜野さおり 2008「レズビアン家族とゲイ家族から「従来の家族」を問う可能性を探る」『家族社会学研究』第20巻第1号。

河口和也 2020「性的マイノリティの抵抗の歴史とその拡がりの可能性」『広島修道大論集』第60巻第2号。

神原文子 2013『子連れシングル――ひとり親家族の自立と社会的支援』明石書店

――― 2020『子連れシングルの社会学』晃洋書房

金龍哲 2011a『東方女人国の教育』大学教育出版

――― 2011b『結婚のない国を歩く――中国西南のモソ人の母系社会』大学教育出版

小泉明子 2020『同性婚論争』慶應義塾大学出版会

Kramer, Zachary A. 2004 "Exclusionary Equality and the Case for Same-Sex Families: A Reworking of Martha Fineman's Re-Visioned Family Law,". *Seattle Journal for Social Justice*, Vol. 2, no. 2 (Spring/ Summer).

みっつん 2019『ふたりぱぱ――ゲイカップル、代理母出産（サロガシー）の旅に出る』現代書館

三浦まり（編）2016『日本の女性議員――どうすれば増えるのか』朝日新聞出版

牟田和恵 2009「ジェンダー家族のポリティクス」『家族を超える社会学』新曜社
長沖暁子 2012「出自を知る権利」菅沼信彦・盛永審一郎編『シリーズ生命倫理学 第6巻 生殖医療』丸善出版
野沢慎司・菊地真理 2021『ステップファミリー――子どもから見た離婚・再婚』角川新書
岡野八代 2015「平等とファミリーを求めて――ケアの倫理から同性婚をめぐる議論を振り返る」『現代思想』第43巻第16号。
――――2020a「差別が差別と認識されない国に生きてきて」『Over』vol. 2.
――――2020b（ジョアン・トロントとの共著）『ケアするのは誰か？――新しい民主主義のかたちへ』白澤社
小野春 2020『母ふたりで〝かぞく〟はじめました』講談社
大阪弁護士会人権擁護委員会・性的指向と性自認に関するプロジェクトチーム編 2016『ＬＧＢＴｓの法律問題Ｑ＆Ａ』弁護士会館ブックセンター出版部ＬＡＢＯ
Perreau, Bruno 2016 *Queer Theory: The French Response* (Stanford: Stanford University Press).
Polikoff, Nancy D. 2000 "Why lesbian and gay men should read Martha Fineman" *American University Journal of Gender, Social Policy, and the Law*, Vol. 8.
三部倫子 2014『カムアウトする親子――同性愛と家族の社会学』御茶の水書房
The Scarborough Family and Michael W. Yarbrough 2019 "Zoning is a way of sorting people": an interview with the Scarborough Family, in Michael W. Yarbrough et al. eds. *Queer Families and Relationships after Marriage Equality*, Routledge.
曹惠虹 2017『女たちの王国――「結婚のない母系社会」中国秘境のモソ人と暮らす』草思社
杉田水脈 2018「「LGBT」支援の度が過ぎる」『新潮45』（二〇一八年八月号）。
杉山麻里子 2016『ルポ 同性カップルの子どもたち――アメリカ「ゲイビーブーム」を追う』岩波書店

イレーヌ・テリー 2019 石田久仁子・井上たか子訳『フランスの同性婚と親子関係——ジェンダー平等と結婚・家族の変容』明石書店

歌代幸子 2012『精子提供——父親を知らない子どもたち』新潮社

Weeks, Jeffrey 1990 *Sex, Politics and Society*, 2nd ed. (London: Longman).

Weston, Kath 1992 "The Politics of Gay Families" in *Rethinking the Family: Some Feminist Questions*, eds. by Barrie Throne and Marilyn Yalom (Boston: Northeastern U. P.).

———— 1997 *Families We Choose: Lesbians, Gays, Kinship*, Revised Ed. (New York: Columbia University Press).

Yasmin, Nair 2010 "Against Equality, Against Marriage: An Introduction" in Conrad.

あとがき

きょう現在で、新型コロナウイルス感染症緊急事態宣言やまん延防止等重点措置が出ている都道府県は三〇以上。

らくな子育てなどないものの、この事態の中で、本書に協力してくれた方々ふくめ、子どもを育てている家族の心労苦労はいかばかりでしょうか。しかも日本では多くの地域で夏休み明けの新学期が目前。新たなコロナ株では子どもの感染者も出ているのに、いったいどうしたらいいのか。コロナという病禍そのものももちろん恐ろしいが、国民の多くの反対にもかかわらずオリンピック・パラリンピックを強行し、しかも学校観戦までさせている政府や一部自治体の無策、怠慢としか言いようのない対応に戦慄します。

本研究は、科研助成の最終年度終わりの時期に日本がコロナ禍に見舞われ始め、予定していた補充調査を延期し助成期間の延長を申請しました。そのときにはここまで長く感染が蔓延し、しかも対策が一向に進まない事態になるとは想像もしていませんでした。

しかし考えてみれば、現在のこの事態は、この国の政治がコロナ対策にとくに失敗したというのではなく、長年積み重なってきた、普通の人々、そのなかでもとくに弱い立場、不利な立場にある人たちの生の営みを軽視してきたその帰結でもあるのではないでしょうか。その一つの典型が、子どもを抱えてパートや非正規雇用で働くシングルマザーの女性たちですが、このコロナ禍が彼女たちの立場をさらに窮地に追い込んでいることに胸が痛い思いです。

本書で扱ったのは、シングルマザーではなく、女性だけで子どもを産み育てる家族たちです。彼女たちが経験している困難さは、シングルマザーとは異なりますが、この社会で「男性抜き」で女性たちが家族形成することには抵抗感が強くあります。日本ではまだごく少数派の彼女たちを応援し、これからそうした家族をつくろうとする女性たちに情報提供できることを本書は一つのねらいとしていますが、もしかするとそうした家族が増えて、より可視化されれば、かえって逆風が強くなるかもしれません。しかし、本研究を通じて私たちに見えてきたのは、女性たちがつくる家族の底流にあるのは、個々の家族の在り方を超えた、この社会のありよう、人間関係の在り方や働き方を変えていく挑戦だということです。

その意味で、コロナ禍のさなかに本書を出版できるのは、偶然とはいえ、ありがたいことだと考えています。

本書は、たくさんの方々のご協力ご尽力に負うています。

まず、決して短くない時間を費やし、プライバシーに踏み込む問いに真摯に応えてくださった、日本および海外のインタビュー対象者の皆さん。その子どもたちにもお礼を言わなければいけません。インタビューはほとんどの場合、子どもさんも交えた場で行ないましたが、子どもたちが機嫌よく遊んでいてくれたおかげで、話をじっくりと聞かせてもらうことができました（海外のケースでは子どもたちもインタビューに答えてくれたケースもありました。また、五八ページの絵は、お子さんの一人が自分と二人のママを描いてくれたものです）。皆さんの協力なしには本書は決して完成しませんでした。本書がそのご厚情にお応えし、子どもたちの未来にわずかなりとも貢献できるものであることを願っています。

調査協力者である、笹尾真由美さん（イタリア語通訳）。杜翊寧（Kitty）さんは、台湾で中国語通訳を務めてくれただけでなく、対象者へのアクセスや連絡の労をとってくれました。鈴木謙さん（明治大学法学部）には、台湾で同性婚が法制化された事情についてご教示いただきました。パク・ソンヨンさん（韓国女性開発院）は韓国でのインフォーマントを探す助けとなってくれ、パク・スギョンさん（国立江原大学研究教授）は韓国語通訳および資料の翻訳の労をとってくれました。リュ・ミンへ弁護士のご協力にも感謝します。

また、出版事情の厳しい中、本書の意義に着目し出版を引き受けていただいた白澤社の吉田さん・坂本さんにも厚くお礼を申し上げます。

なお、本書は、JSPS科研費萌芽「オルタナティブ家族で精子提供によって出生した子の情報開示ジレンマに関する研究」（課題番号 17K18580　2017-2021）の助成を受けています。

二〇二一年八月末日　長雨の後の酷暑の京都にて

牟田和恵
岡野八代
丸山里美

《著者紹介》

牟田和恵（むた かずえ）

1956年生まれ。大阪大学大学院人間科学研究科教授。専門は、社会学、ジェンダー論。

主な著書に、『架橋するフェミニズム――歴史・性・暴力』（編著、無料電子書籍）、『ジェンダー家族を超えて――近現代の生/性の政治とフェミニズム』（新曜社）、『家族を超える社会学』（編著、新曜社）、『ジェンダーで学ぶ社会学』（共編著、世界思想社）、『部長、その恋愛はセクハラです！』（集英社新書）、『ここからセクハラ！――アウトがわからない男、もう我慢しない女』（集英社）など。訳書に、『女たちの絆』（D. コーネル著、共訳、みすず書房）、『愛の労働あるいは依存とケアの正義論』（E. キテイ著、共監訳、白澤社）など。

岡野八代（おかの やよ）

1967年生まれ。同志社大学大学院グローバル・スタディーズ研究科教授。専門は、西洋政治思想、フェミニズム理論。

主な著書に『法の政治学――法と正義とフェミニズム』（青土社）、『シティズンシップの政治学――国民・国家主義批判』（増補版、白澤社）、『フェミニズムの政治学――ケアの倫理をグローバル社会へ』（みすず書房）、『戦争に抗する――ケアの倫理と平和の構想』（岩波書店）、『ケアするのは誰か？――新しい民主主義のかたちへ』（J. トロントとの共著、白澤社）など。訳書に『女たちの絆』（D. コーネル著、共訳、みすず書房）、『愛の労働あるいは依存とケアの正義論』（キテイ著、共監訳、白澤社）、『正義への責任』（I. ヤング、共訳、岩波書店）、『ケア宣言――相互依存の政治へ』（ケア・コレクティヴ著、共訳、大月書店）など。

丸山里美（まるやま さとみ）

1976年生まれ。京都大学大学院文学研究科准教授。専門は社会学、ジェンダー論、質的調査論。

主な著書に『女性ホームレスとして生きる――貧困と排除の社会学〔増補新装版〕』（世界思想社）、『質的社会調査の方法――他者の合理性の理解社会学』（共著、有斐閣）、『貧困問題の新地平――〈もやい〉の相談活動の軌跡』（編著、旬報社）、*Living on the Streets in Japan: Homeless Women Break thier Silence*（Trans Pacific Press）など。

女性たちで子を産み育てるということ
――精子提供による家族づくり

2021年10月25日　第一版第一刷発行

著　者　牟田和恵、岡野八代、丸山里美

発行者　吉田朋子

発　行　有限会社 白澤社
〒112-0014　東京都文京区関口1-29-6　松崎ビル2F
電話 03-5155-2615／FAX 03-5155-2616／E-mail : hakutaku@nifty.com
https://hakutakusha.co.jp

発　売　株式会社 現代書館
〒102-0072　東京都千代田区飯田橋3-2-5
電話 03-3221-1321㈹／FAX 03-3262-5906

装　幀　装丁屋KICHIBE

印　刷　モリモト印刷株式会社

用　紙　株式会社市瀬

製　本　鶴亀製本株式会社

ISBN978-4-7684-7987-2